Karina Maxeniuc Silva Montijo

Processos de Saúde
Fundamentos Éticos e Práticas Profissionais

1ª Edição

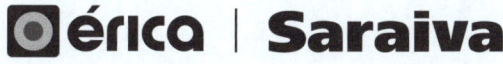

Dados Internacionais de Catalogação na Publicação (CIP)
(Câmara Brasileira do Livro, SP, Brasil)

> Montijo, Karina Maxeniuc Silva
> Processos de saúde : fundamentos éticos e práticas profissionais / Karina Maxeniuc Silva Montijo. -- 1. ed. -- São Paulo : Érica, 2014.
>
> Bibliografia
> ISBN 978-85-365-0663-0
>
> 1. Educação em saúde 2. Ética profissional 3. Profissionais da saúde - Formação 4. Serviços de saúde I. Título.
>
> 14-01294   CDD-610.7
>   NLM-WA 590

Índices para catálogo sistemático:
1. Educação em saúde   610.7

Copyright © 2014 da Editora Érica Ltda.
Todos os direitos reservados. Nenhuma parte desta publicação poderá ser reproduzida por qualquer meio ou forma sem prévia autorização da Editora Érica. A violação dos direitos autorais é crime estabelecido na Lei nº 9.610/98 e punido pelo Artigo 184 do Código Penal.

Coordenação Editorial:	Rosana Arruda da Silva
Capa:	Maurício S. de França
Edição de Texto:	Beatriz M. Carneiro, Bruna Gomes Cordeiro, Carla de Oliveira Morais Tureta, Juliana Ferreira Favoretto, Nathalia Ferrarezi, Silvia Campos
Preparação e revisão de texto:	Juliana Mendes
Produção Editorial:	Adriana Aguiar Santoro, Alline Bullara, Dalete Oliveira, Graziele Liborni, Laudemir Marinho dos Santos, Rosana Aparecida Alves dos Santos, Rosemeire Cavalheiro
Editoração:	Join Bureau

A Autora e a Editora acreditam que todas as informações aqui apresentadas estão corretas e podem ser utilizadas para qualquer fim legal. Entretanto, não existe qualquer garantia, explícita ou implícita, de que o uso de tais informações conduzirá sempre ao resultado desejado. Os nomes de sites e empresas, porventura mencionados, foram utilizados apenas para ilustrar os exemplos, não tendo vínculo algum com o livro, não garantindo a sua existência nem divulgação. Eventuais erratas estarão disponíveis para download no site da Editora Érica.

Conteúdo adaptado ao Novo Acordo Ortográfico da Língua Portuguesa, em execução desde 1º de janeiro de 2009.

A ilustração de capa e algumas imagens de miolo foram retiradas de <www.shutterstock.com>, empresa com a qual se mantém contrato ativo na data de publicação do livro. Outras foram obtidas da Coleção MasterClips/MasterPhotos© da IMSI, 100 Rowland Way, 3rd floor Novato, CA 94945, USA, e do CorelDRAW X5 e X6, Corel Gallery e Corel Corporation Samples. Copyright© 2013 Editora Érica, Corel Corporation e seus licenciadores. Todos os direitos reservados.

Todos os esforços foram feitos para creditar devidamente os detentores dos direitos das imagens utilizadas neste livro. Eventuais omissões de crédito e copyright não são intencionais e serão devidamente solucionadas nas próximas edições, bastando que seus proprietários contatem os editores.

> **Seu cadastro é muito importante para nós**
> Ao preencher e remeter a ficha de cadastro constante no site da Editora Érica, você passará a receber informações sobre nossos lançamentos em sua área de preferência.
> Conhecendo melhor os leitores e suas preferências, vamos produzir títulos que atendam a suas necessidades.

1ª Edição
4ª Reimpressão: 2015

Editora Érica Ltda. | Uma Empresa do Grupo Saraiva
Rua Henrique Schaumann, 270
Pinheiros - São Paulo - SP - CEP: 05413-010
Fone: (11) 3613-3000
www.editoraerica.com.br

Agradecimentos

A Deus, ao meu esposo Cassio e ao meu filho Benjamim, aos pais, à irmã, aos avós e aos familiares, dedico esta obra. Obrigada por todo o amor, carinho, companheirismo e por toda a compreensão. Sei que seguramente vocês são os que mais compartilham da minha alegria; sem vocês, provavelmente, nada disso teria sido possível! Mais uma etapa vencida!

Sobre a autora

Karina Maxeniuc Silva Montijo é enfermeira formada pela Faculdade de Enfermagem da Universidade Federal de São Paulo (Unifesp), com especialização em Dermatologia e Saúde Pública com ênfase em Estratégia de Saúde da Família. Realizou o seu mestrado em Ciências Básicas com aplicação clínica na área de Gastroenterologia pela Unifesp. No momento, é doutoranda pela Faculdade de Enfermagem da Unifesp, pela disciplina de Saúde Pública e Administração. Atualmente, é professora-adjunta da Universidade Paulista, onde ministra aulas na faculdade de Enfermagem, para diferentes disciplinas.

Sumário

Capítulo 1 - Princípios da Epidemiologia e sua Aplicação 13

    1.1 Epidemiologia 13
        1.1.1 Definição 13
        1.1.2 História da epidemiologia 14
        1.1.3 Estratégias de estudo para as doenças de caráter não transmissível 15
    1.2 Bases ecológicas 17
        1.2.1 Definições 17
    1.3 Processo saúde-doença 20
        1.3.1 Conceito de saúde 20
        1.3.2 Causalidade 20
        1.3.3 Conceito *iceberg* em doenças 21
        1.3.4 História natural da doença 22
    1.4 Conceitos epidemiológicos 23
        1.4.1 Conceitos de epidemiologia nas doenças infecciosas 23
    Agora é com você! 25

Capítulo 2 - Relacionamento Interpessoal e Comunicação 27

    2.1 Relações interpessoais 27
        2.1.1 Definição de trabalho 27
    2.2 Comunicação 30
        2.2.1 Objetivos da comunicação 31
        2.2.2 Elementos do processo de comunicação 31
        2.2.3 Aspectos que afetam a comunicação 32
        2.2.4 Formas de comunicação verbal e não verbal 32
        2.2.5 Desenvolver condições favoráveis para a comunicação 33
    Agora é com você! 33

Capítulo 3 - Educação em Saúde 35

    3.1 Prática da educação 35
        3.1.1 Educação 35
        3.1.2 Influências e a história da educação no Brasil 36
    3.2 Educação em saúde 37
        3.2.1 Características do educador 38
        3.2.2 Técnicas educativas em saúde 38
        3.2.3 Dificuldades encontradas para o desenvolvimento de uma atividade educativa 39

3.3 Planejamento da ação educativa 39

    3.3.1 Formas de planejamento..40

    3.3.2 Etapas do planejamento..40

3.4 Recursos de ensino 42

Agora é com você!..43

Capítulo 4 - Ética e Valores Humanos 45

4.1 Ética e moral..45

    4.1.1 Definição..45

    4.1.2 A relação entre ética e níveis de maturidade..46

    4.1.3 Problemas morais e problemas éticos 48

    4.1.4 A solução ética dos problemas...48

    4.1.5 Virtudes e valores 49

    4.1.6 Código de ética profissional 49

    4.1.7 Código de conduta 49

Agora é com você!..50

Capítulo 5 - A Célula, seu Funcionamento e Características Teciduais 51

5.1 A célula 51

    5.1.1 Organização e estrutura..51

5.2 O funcionamento celular 57

    5.2.1 Mecanismos de transporte celular..57

    5.2.2 Ingestão celular - endocitose..57

    5.2.3 Secreção celular - exocitose 58

    5.2.4 Respiração celular 58

    5.2.5 Comunicação celular 59

    5.2.6 Reprodução celular 59

5.3 Características teciduais..60

    5.3.1 Tecido epitelial 60

    5.3.2 O tecido conjuntivo 60

    5.3.3 O tecido muscular 61

    5.3.4 O tecido nervoso...62

Agora é com você!..64

Capítulo 6 - Estado e Necessidade Nutricional 65

6.1 O metabolismo..65

    6.1.1 Armazenamento de energia...66

6.2 Macronutrientes 67
    6.2.1 Carboidratos 67
    6.2.2 Proteínas 68
    6.2.3 Gorduras 68
    6.2.4 Fibras 68

6.3 Micronutrientes 69

6.4 Recomendações nutricionais 70
    6.4.1 Aspectos gerais 70
    6.4.2 Recomendações nutricionais para a população brasileira 71

6.5 Avaliação nutricional 72
    6.5.1 Sinais clínicos 72
    6.5.2 Recordatório alimentar 72
    6.5.3 Antropometria 73
    6.5.4 Exames laboratoriais 75

Agora é com você! 75

Capítulo 7 - Doenças Crônicas Não Transmissíveis: Hipertensão Arterial Sistêmica e *Diabetes Mellitus* 77

7.1 Alterações na regulação da pressão sanguínea 78
    7.1.1 O sistema cardiovascular 78
    7.1.2 Hipertensão arterial sistêmica 82

7.2 Controle hormonal metabólico e o *Diabetes Mellitus* 86
    7.2.1 O sistema digestório 86
    7.2.2 O *Diabetes Mellitus* (DM) 87

Agora é com você! 91

Capítulo 8 - Doenças Crônicas Não Transmissíveis: Câncer e Doenças Respiratórias 93

8.1 Câncer 93
    8.1.1 Dados epidemiológicos 93
    8.1.2 Aspectos gerais 94
    8.1.3 Carcinógenos 95
    8.1.4 Neoplasias benignas e neoplasias malignas 96
    8.1.5 Nomenclatura 97
    8.1.6 Manifestações clínicas gerais e prognóstico 97
    8.1.7 Rastreamento do câncer 97
    8.1.8 Tratamento do câncer 98
    8.1.9 Prevenção do câncer 99

8.2 Doenças respiratórias 99
    8.2.1 A estatística das doenças respiratórias crônicas 99
    8.2.2 Sistema respiratório 100
    8.2.3 A Doença Pulmonar Obstrutiva Crônica (DPOC) 103
    8.2.4 A asma 104
    8.2.5 A rinite alérgica 106
Agora é com você! 107

Capítulo 9 - Princípios Celulares para a Farmacologia 109

9.1 Revisão de alguns órgãos 109
    9.1.1 O fígado 109
    9.1.2 Os rins 110
9.2 Introdução à farmacologia 111
    9.2.1 Receptores 112
    9.2.2 Definição de termos 113
Agora é com você! 114

Capítulo 10 - Noções Básicas sobre Medicamentos e Fármacos 115

10.1 Aspectos gerais dos medicamentos 115
    10.1.1 Conceitos 115
    10.1.2 Origem dos medicamentos 117
    10.1.3 Tipos de ação dos medicamentos 117
    10.1.4 Formas farmacêuticas 117
    10.1.5 Vias de administração 119
10.2 Prescrição de medicamentos 120
    10.2.1 Receita médica 120
10.3 Classes terapêuticas 121
    10.3.1 Medicações que atuam no sistema cardiovascular 121
    10.3.2 Medicações que atuam no sistema respiratório 121
    10.3.3 Medicações que atuam no sistema digestório 122
    10.3.4 Medicações que atuam no sistema urinário e genital 122
    10.3.5 Medicações que atuam no sistema nervoso 122
    10.3.6 Medicações que atuam no sangue e na produção de células de defesa 123
    10.3.7 Medicação que atua no sistema inflamatório 123
    10.3.8 Medicações que atuam no tratamento do câncer 123
    10.3.9 Antibióticos 123
    10.3.10 Antivirais 124

10.3.11 Antifúngicos..124
10.3.12 Antiparasitários 124
10.3.13 Antiprotozoários 124
10.4 Interação medicamentosa..124
10.4.1 Interações medicamentosas com substâncias químicas ou medicações.......................124
10.4.2 Interações medicamentosas com alimentos..125
10.5 Cuidados com os extremos de idade..125
Agora é com você!...126

Bibilografia 127

Apresentação

Fruto da preocupação com a qualidade dos materiais publicados para a formação técnica, foi elaborada para você, caro leitor e futuro profissional da área da saúde, a obra *Processos de saúde: fundamentos éticos e práticas profissionais*. Esta obra tem como objetivo trazer embasamento técnico e científico a assuntos fundamentais e corriqueiros, pertinentes à área da saúde, com os quais você irá se deparar diariamente, e em relação aos quais precisará, de maneira segura e responsável, posicionar-se profissionalmente. É o momento de "arregaçarmos as mangas" e mergulharmos num mundo fascinante, curioso e cheio de certezas, e, principalmente, incertezas, que é o ser humano. Já adiantamos que esse caminhar "não é dos mais fáceis" de serem trilhados: como toda busca de conhecimento, exigirá persistência e dedicação, bem como causará, inúmeras vezes, insatisfação e frustração.

Diferentemente dos demais livros, iremos um pouco além do que é normalmente escrito ao público técnico, pois acreditamos que quando o conhecimento é passado na íntegra, e não de forma fragmentada, faz muito mais sentido, pois é fácil de ser compreendido e, portanto, dificilmente é esquecido. A fim de instigar a busca contínua desse conhecimento, o livro conta com algumas "provocações" intituladas "Para saber mais" e "Amplie os seus conhecimentos". Também nos preocupamos em montar uma série de exercícios que estimulassem o raciocínio, em vez de apenas perguntarmos conteúdos prontos, portanto, sugerimos ao leitor que utilize essa ferramenta para fixar os conteúdos propostos.

Com relação à estrutura do livro, este se encontra agrupado em três etapas de estudo. Na primeira etapa, o leitor verá conceitos de saúde e epidemiologia; logo depois, discutiremos alguns temas essenciais para o futuro profissional da saúde, que serão o relacionamento interpessoal, o manejo de conflitos e alguns aspectos da linguagem verbal e da não verbal. Também apresentaremos o que é educação em saúde e suas ferramentas, finalizando com alguns tópicos importantes em ética. A segunda etapa foi estruturada de forma que o aprendizado do leitor ocorra do micro para o macro; assim, partiremos da célula de suas estruturas, falaremos das características fundamentais de cada tecido, discutiremos a anatomia e o funcionamento dos órgãos e, finalmente, abordaremos as doenças crônicas não transmissíveis, em razão do seu alto impacto socioeconômico e emocional, evidenciando a hipertensão, o diabetes, o câncer e as doenças respiratórias. Na última etapa do livro, descreveremos os aspectos legais e o modo de ação dos fármacos, suas vias de administração, seus tipos e finalidades e as principais interações medicamentosas.

A autora

Princípios da Epidemiologia e sua Aplicação

Para começar

Este capítulo tem por objetivo definir epidemiologia. Estudaremos sua história, bem como algumas estratégias para a análise de doenças não transmissíveis, discutiremos as bases ecológicas, conceituaremos saúde, definiremos *iceberg* e história natural da doença e finalizaremos com alguns conceitos epidemiológicos em doenças infecciosas. Destacamos a importância deste capítulo, que dará embasamento para a leitura dos demais.

1.1 Epidemiologia

1.1.1 Definição

A Associação Internacional de Epidemiologia (AIA) define epidemiologia como:

> [...] o estudo dos fatores que determinam a frequência e a distribuição das doenças nas coletividades humanas. Enquanto a clínica dedica-se ao estudo da doença no indivíduo, analisando caso a caso, a epidemiologia debruça-se sobre os problemas de saúde em grupos de pessoas, às vezes grupos pequenos, na maioria das vezes envolvendo populações numerosas (ORGANIZACIÓN MUNDIAL DE LA SALUD, 1973, p. 12).

1.1.2 História da epidemiologia

Para entendermos o que é epidemiologia, precisamos compreender como alguns estudiosos analisavam o aparecimento de doenças no ser humano. Conforme Montilla (2008), há mais de 2.400 anos, Hipócrates utilizou os termos *epidemeion* e *endemeion*, incorporando aspectos da comunidade na compreensão das doenças. Assim, Hipócrates chamou de *epidemeion* as enfermidades que costumavam "visitar" a população, diferentemente de *endemeion*, que eram aquelas que permaneciam. Mais adiante, com o texto *Tratado dos ares, das águas e dos lugares*, ele lançou as bases da investigação epidemiológica considerando aspectos ambientais, como a presença de pântanos ou montanhas, a temperatura, o tempo e também outros, como a procedência do indivíduo, o seu trabalho, o uso abusivo de sal, do álcool e o excesso de comida aliado à falta de atividade física, que são utilizadas até hoje. De acordo com Hipócrates (século V a.C.): "[...] as doenças dos seres humanos provavelmente estejam relacionadas aos ambientes externo e interno do indivíduo [...]" (*apud* MONTILLA, 2008).

Mais adiante na história, em especial na Era Moderna, verificamos em Portugal, naturalmente, a preocupação higienista, em virtude de suas experiências históricas de grandes navegações associadas ao encontro com povos e estados de saúde muito variados, o que exigia do governo medidas para a prevenção e a proteção do povo português. Na Espanha, encontramos o trabalho de um médico que, preocupado em descrever a peste negra (que representou um dos momentos de crise da Idade Média, quando dizimou dois terços da população europeia), escreveu um estudo intitulado "Epidemiologia".

No entanto, por quase 2 mil anos, a epidemiologia foi tratada apenas pela observação das causas semelhantes de doenças; foi com John Graunt que teve o acréscimo de uma nova dimensão, a saber: a preocupação com o impacto causado pelas doenças. Graunt publicou, em 1662, *Natural and political observations made upon the bills of mortality*, em que analisou nascimentos e óbitos semanais, quantificando o padrão de doença na população de Londres. Em seus estudos, constatou, além da variação da quantidade de mortes com relação à estação do ano, elevados números de óbitos infantis e o maior número de nascimentos de homens quando comparado ao de mulheres. Grant, por meio dos seus estudos, gerou o reconhecimento do valor dos dados coletados rotineiramente, antes desprezados pela comunidade científica, lançando as bases da epidemiologia moderna (MONTILLA, 2008).

Willian Farr, semelhantemente a Graunt, realizou estudos com a população, estabelecendo um sistema para o registro ordenado de números e causas de mortes mediante análise de dados específicos, tais como estado civil, ocupações, estações etc. Definiu populações de risco, escolheu grupos-controle para tais observações, considerou o ambiente e as exposições, além de introduzir o uso da estatística na epidemiologia (MONTILLA, 2008).

Ainda conforme Montilla (2008), em 1854, John Snow formulou e testou hipóteses sobre a origem das epidemias de cólera em Londres a partir de dados coletados sistematicamente sobre a população e também sobre a quantidade de mortes associadas durante as duas pandemias ocorridas em 1849 e 1854.

Suas anotações sistemáticas sobre os casos levaram a desenvolver a ideia de que a epidemia da cólera era ocasionada (determinada) por parasitas invisíveis [microrganismos] [...]. Elaborou hipóteses sobre a qualidade da água como meio principal de contágio [demonstrando a frequência e a distribuição da doença] (MONTILLA, 2008, p. 141).

Assim, John Snow foi o primeiro pesquisador a utilizar os três componentes que definem epidemiologia: determinante, frequência e distribuição.

Daquela época até o início do século XX, a epidemiologia se concentrou no estudo sobre os modos de transmissão das doenças e o combate às epidemias (MONTILLA, 2008), em especial das doenças infecciosas (tuberculose, sarampo, febre tifoide, varíola), em razão do seu elevado impacto mundial. Contudo, com a melhoria dos padrões de saneamento básico e de moradia, associada a melhores condições de saúde e alimentação, bem como à descoberta dos antibióticos e vacinas, tivemos uma alteração no perfil das doenças, com o declínio das doenças infecciosas seguido do aparecimento de enfermidades de caráter não transmissível.

> [...] No entanto, é a partir do final da Segunda Guerra Mundial que assistimos ao intenso desenvolvimento da metodologia epidemiológica, com a ampla incorporação da estatística, propiciada em boa parte pelo aparecimento dos computadores. A aplicação da epidemiologia passa a cobrir um largo espectro de agravos à saúde. Os estudos de Doll e Hill (1954), estabelecendo associação entre o tabagismo e o câncer de pulmão, e os estudos de doenças cardiovasculares desenvolvidas na população da cidade de Framingham, Estados Unidos, são dois exemplos da aplicação do método epidemiológico em doenças crônicas (MONTILA, 2008, p. 141).

1.1.3 Estratégias de estudo para as doenças de caráter não transmissível

As doenças de caráter não transmissível (doenças crônicas não transmissíveis), por apresentarem um curso diferente (evolução lenta, podendo acompanhar o indivíduo por anos) do verificado nas doenças transmissíveis, exigem métodos de pesquisa diferenciados para a sua compreensão.

Nas linhas seguintes citaremos duas estratégias indicadas para estudar doenças crônicas não transmissíveis:

» Estudos de coorte ou longitudinais: geram e testam hipóteses, bem como avaliam os fatores de risco e de proteção da doença. Nesse tipo de estudo, a população é observada e acompanhada por certo tempo, a fim de que a exposição a determinado fator possa evoluir ou não para alguma condição (normalmente, o resultado esperado é uma doença). Mediante estudos de coorte, é possível analisar o modo pelo qual a presença de determinada característica influencia o aparecimento de uma doença comparando os riscos daqueles que têm tal característica com o risco daqueles que não a têm. Para melhor entendimento, acompanhe a Figura 1.1.

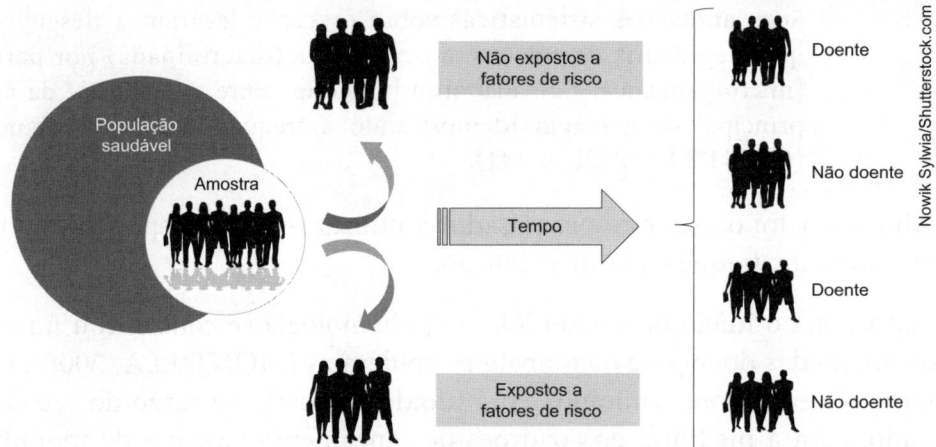

Figura 1.1 - Os estudos de coorte são desenhados a partir de uma hipótese. Dada a hipótese a ser estudada, separamos uma amostra representativa da população saudável. Essa amostra será separada e exposta ou não a fatores de risco. Após o seguimento dessa população por determinado tempo, analisaremos se a exposição a certo fator de risco foi capaz de influenciar o aparecimento da doença.

» Estudos caso-controle: também geram e testam hipóteses. No entanto, comparam um grupo de indivíduos já doentes, que receberão o nome de caso, com um grupo de indivíduos sadios (controle). Nesse estudo, tanto o grupo dos casos quanto o grupo-controle apresentam, em comum, características como sexo, idade, procedência, hábitos de vida etc. Nesse tipo de estudo, serão comparadas as chances de exposição anterior a um ou mais fatores de risco nos dois grupos (caso e controle). Para melhor entendimento, veja a Figura 1.2.

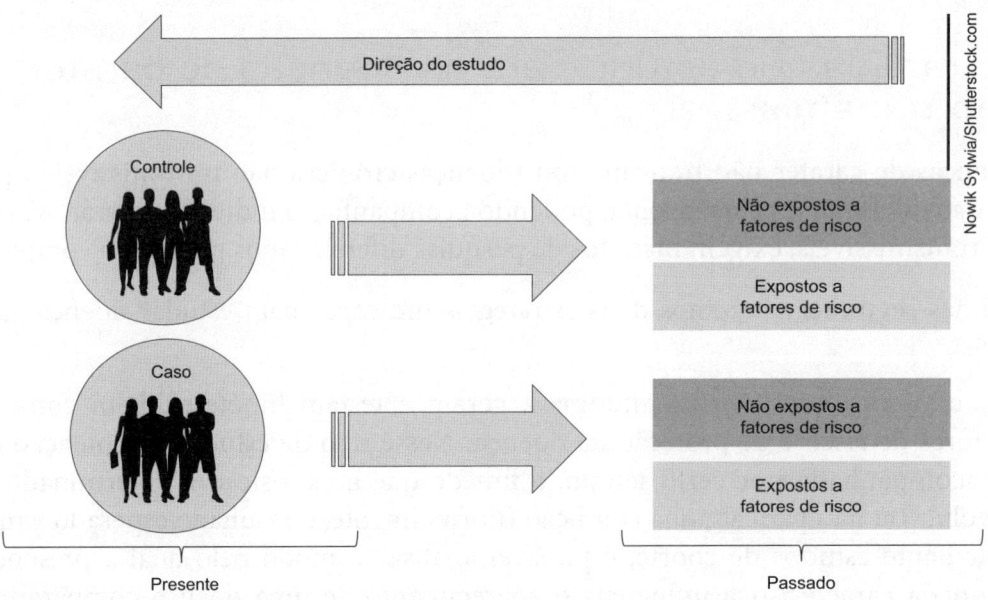

Figura 1.2 - Os estudos caso-controle partem da população doente (presente) e voltam para o passado, verificando se determinado fator de risco pode ter sido o determinante da doença. Com essa finalidade, os grupos caso e controle, para serem comparados, precisam apresentar as mesmas características.

1.2 Bases ecológicas

Para entender a epidemiologia é fundamental a compreensão do ambiente no qual estamos inseridos. A ecologia se preocupa com a preservação e com o estudo da natureza, além de ocupar-se da relação do meio ambiente com o homem, o que a torna indispensável à epidemiologia, pois esta utiliza a consequência dessas relações para o estudo da saúde do homem.

1.2.1 Definições

No decorrer do livro, você verá que utilizaremos os termos população e comunidade. Para melhor compreensão dos textos, definiremos tais termos.

» População: entende-se por população o agrupamento de indivíduos da mesma espécie.

» Comunidade: é o inter-relacionamento de diversas populações, que, por conviverem em um mesmo local, terão características similares, distinguindo-as das demais.

» Biocenese: é o "ambiente não vivo" em que a comunidade está localizada (abiótico, em que *a* significa negação, e *bio*, vida).

» Biota: é o conjunto de comunidades de determinada região.

» Ecossistema: é o conjunto de comunidades localizadas em determinada região, associadas ao ambiente não vivo (*biota* + *biocenese* = ecossistema).

O ecossistema é o nível mais elevado de organização, pois, além de reunir componentes bióticos e abióticos que se relacionam, é também capaz de gerar, por meio dessas relações, fluxos de energia que lhe conferem interdependência e dinâmica próprias. Seu funcionamento assemelha-se a um ciclo que se inicia com as plantas (as produtoras), que utilizam o dióxido de carbono e a água (componentes abióticos) para a obtenção de glicose, por meio da captação de luz solar. A glicose será utilizada para a obtenção de energia e também para a produção de nutrientes, os quais serão absorvidos pelos consumidores primários (herbívoros) e, sucessivamente, pelos consumidores secundários, terciários e quaternários (carnívoros), até retornarem ao componente abiótico via decomposição (pela ação de bactérias decompositoras). Assim, não existe um componente mais importante do que outro em um ecossistema: todos os componentes devem ser considerados e estudados.

1.2.1.1 Demografia

Demografia (*demos* = população, *graphein* = estudo) refere-se ao estudo das populações humanas e da sua evolução no tempo. A demografia estuda os aspectos estáticos (tamanho e composição) e dinâmicos (fecundidade, mortalidade e migração) de uma população em um determinado momento. Descreveremos alguns conceitos e medidas demográficas.

» Idade: é a variável mais estudada. A idade de uma pessoa pode ser definida como o número de dias, meses e anos após o nascimento. Utilizada frequentemente em grandes estudos epidemiológicos, em que se relaciona com frequência ao desenvolvimento de algumas doenças, implica diversas demandas e também a elaboração de políticas em diversas áreas, a saber: economia (o número de jovens reflete a população economicamente ativa de um país), saúde (países europeus que apresentam baixo número de jovens terão baixa taxa de reprodução) etc.

» Gênero: é a segunda variável mais estudada, por ter relação com alguns padrões para o desenvolvimento de determinadas doenças, tais como câncer de colo do útero ou o câncer de próstata.

> **Fique de olho!**
>
> Variável é a medida de uma característica. Assim, podem ser medidos pelo pesquisador: estilo de vida, hábitos pessoais, condições sociais, econômicas, biológicas etc.

» Crescimento populacional: é a relação entre o número de pessoas nascidas e o de mortes, considerando movimentos migratórios em determinados períodos. O crescimento populacional depende da relação entre ganho e perda, o que é medido pelas taxas de natalidade e mortalidade. Outro aspecto importante é que podemos encontrar uma população em crescimento (com elevado número de jovens), estável (com um equilíbrio entre as faixas etárias) e em declínio (com elevado número de idosos).

> **Amplie seus conhecimentos**
>
> Um exemplo de cálculo da densidade demográfica é o censo. O último censo brasileiro (XII Censo Demográfico) foi realizado em 2010 pelo Instituto Brasileiro de Geografia e Estatística (IBGE) e, por meio de estudos socioeconômicos da população brasileira, tem servido de norte para todo o planejamento público e privado.
>
> Um instrumento interessante que reporta as etapas da operação censitária da população é a publicação da revista *Vou te Contar*, de tiragem restrita e publicação a cada dez anos.
>
> Fonte: <http://cod.ibge.gov.br/1HVSM>. Acesso em: 2 jan. 2013.

Mortalidade

» Taxa bruta de mortalidade: é a relação entre o número total de óbitos ocorridos durante um ano e a população total; quando medida, representa o risco, em determinada população, de morrer no período de um ano.

» Taxa de mortalidade infantil: é a probabilidade de uma criança vir a morrer antes de completar um ano de vida.

Natalidade e fecundidade

» Taxa bruta de natalidade: é a relação entre o número total de nascidos durante o ano e a população total.

» Taxa de fecundidade geral: corresponde à relação entre o número total de nascidos vivos durante um ano e a população feminina em idade fértil (número de mulheres com idade de 15 a 49 anos).

É importante citarmos que as condições socioeconômicas e o nível educacional e cultural de uma população podem interferir drasticamente nas taxas de mortalidade, natalidade e fecundidade. Assim, mulheres que moram em grandes centros urbanos e trabalham dificilmente terão vários filhos, o que contribuirá para a diminuição da taxa de natalidade.

Podemos estudar, além dos conceitos apresentados, a sobrevivência ou a esperança de vida de uma população, a estimativa de anos vividos de uma determinada população etc.

O tamanho da população pode estar sujeito a variações sazonais, meteorológicas, de caráter cíclico e desordenadas.

- » Variações sazonais: são as variações que se relacionam com as condições climáticas e normalmente estão relacionadas a vetores dependentes de condições específicas. Exemplos são a gripe ou a dengue, ambas doenças relacionadas ao clima e dependentes de vetores.

Fique de olho!

A composição da vacina da gripe sazonal é atualizada a cada ano, de acordo com os tipos de vírus circulantes; assim, a vacina que foi tomada no ano anterior não valerá para o ano seguinte, havendo a necessidade de revacinação anual.

- » Variações meteorológicas: são variações irregulares com impacto abrupto no crescimento populacional. Um exemplo foram os tsunamis que acometeram a costa do Oceano Índico.
- » Variações cíclicas: são mudanças ocorridas em intervalos maiores que um ano e relacionadas a variações climáticas.
- » Variações desordenadas: como o próprio nome dá a entender, são variações que ocorrem de forma aleatória, não seguindo nenhum padrão aparente.

1.2.1.2 Comunidade

Como discutido anteriormente, comunidade é o local em que populações se relacionam. Esse relacionamento pode apresentar diferentes graus de interação, os quais determinarão mecanismos regulatórios. Uma maneira de inter-relação de uma comunidade é a repartição (nem sempre igual) dos recursos disponíveis entre as populações.

Definimos recursos como os fatores que são necessários ao crescimento populacional. Tais recursos não se restringem apenas a questões nutricionais de uma população, tais como a alimentação, mas vão além, compreendendo as condições de mortalidade, fecundação e emprego.

1.2.1.3 Diversidade

Caracterizada pelas diferenças encontradas na composição das espécies e por sua densidade. Sua manifestação está associada a um complexo mecanismo evolutivo de seleção e adaptação, a barreiras geográficas e a determinantes biológicos. Tais diversidades entre as espécies podem gerar interações entre elas.

Exemplos dessas relações são: protocooperação (ambas as populações são favorecidas e vivem isoladas), mutualismo (ambas as espécies são favorecidas e não conseguem viver isoladas), parasitismo (um organismo é totalmente dependente do metabolismo da outra espécie) e predatismo (uma população depende da outra para se alimentar).

1.3 Processo saúde-doença

1.3.1 Conceito de saúde

Parece muito fácil definir, no entanto, não é uma tarefa simples, pois, como ocorre com a ideia de epidemiologia, o conceito de saúde está vinculado ao contexto histórico.

Para exemplificarmos o que queremos dizer, solicitamos a você, leitor, pensar em um conceito de saúde. Você deve ter pensado que saúde é a ausência de doença. No entanto, se a única definição de saúde fosse essa, como classificaríamos, por exemplo, crianças que foram diagnosticadas com doenças crônicas? Eternas doentes? Ou um jovem, que não apresenta nenhuma doença diagnosticada e, no entanto, por não conseguir adaptar-se à comunidade em que vive, frequentemente, encontra-se triste? Nesse caso, podemos chamá-lo de saudável?

Desse modo, o conceito de saúde tornou-se mais complexo, englobando o equilíbrio entre várias dimensões, a saber: o estado social, psicológico, biológico, cultural e espiritual, e, principalmente, a percepção que a pessoa tem de si. Logo, no primeiro caso, se a criança tiver a sua doença controlada, apresentando equilíbrio nas demais dimensões, ela poderá ser considerada saudável; ao contrário, o jovem, mesmo sem doenças diagnosticadas, não está em equilíbrio consigo, o que o leva a estar doente.

De acordo com Scliar (2007):

> [...] O conceito de saúde reflete a conjuntura social, econômica, política e cultural. Ou seja: saúde não representa a mesma coisa para todas as pessoas. Dependerá da época, do lugar, da classe social. Dependerá de valores individuais, dependerá de concepções científicas, religiosas, filosóficas (SCLIAR, 2007, p. 30).

1.3.2 Causalidade

A maior parte das doenças é proveniente da combinação de fatores (ambientais, físicos, genéticos, alimentares, biológicos, econômicos etc.) que desempenham importante papel em seu desenvolvimento. Estes podem ser classificados em fatores de risco ou de causa e fatores de proteção. Enquanto os fatores de risco podem ser evitados, os de proteção devem ser estimulados.

Assim, para determinado fator ser realmente de risco ou de proteção (causalidade), nove critérios devem ser comprovados:

- » Força de associação e magnitude: quanto maior e mais elevada for a associação entre um fator e um evento determinado, maior será a possibilidade de essa relação ser causal.
- » Consistência de associação: quando uma associação tiver sido observada ao acaso, sem a existência de estudos que a comprovem, possivelmente não será causal. Diferentemente, se houver mais de um estudo que comprove a relação, isso comprovará a causalidade.
- » Especificidade: a exposição a determinado fator está relacionada a uma doença ou a inúmeras doenças. Se estiver relacionada a uma, provavelmente a exposição apresentará uma relação causal.
- » Sequência cronológica: o fator de risco (causa) antecedeu a doença?
- » Efeito dose-resposta: o aumento da exposição ao fator de risco causa aumento do efeito?
- » Plausibilidade biológica: a associação formulada é plausível em relação aos conceitos relacionados da literatura?
- » Coerência: os achados estão de acordo com os estudos demográficos?
- » Evidências experimentais: redução do efeito quando diminuída a exposição é capaz de provocar mudanças no padrão da doença, tornando-a mais branda?
- » Analogia: o que foi observado apresenta um efeito similar ao que se sabe de outra doença?

Pela dificuldade de comprovar os nove critérios, é importante perguntarmos se determinada associação indica causalidade ou apenas associação.

1.3.3 Conceito *iceberg* em doenças

Nas doenças infecciosas, a história natural inicia-se com a exposição de um indivíduo suscetível a um agente. Essa exposição causará inúmeras alterações biológicas que ocorrerão no organismo do indivíduo que foi exposto, no entanto, sem nenhuma alteração aparente.

Chamamos esse período de incubação, ou, no caso de doenças crônicas, de período de latência. Nessa fase, por não apresentarem sintomas, os indivíduos se encontram em uma zona obscura ao diagnóstico, e as alterações biológicas só podem ser detectadas por exames laboratoriais. Esse fato levou à criação de programas de triagem para a detecção precoce da doença nesses indivíduos, antes mesmo do aparecimento dos sintomas.

A partir do aparecimento dos sintomas, denominado de horizonte clínico, quando as doenças serão diagnosticadas, e dependendo da gravidade da doença, podem ocorrer manifestações moderadas, graves e óbitos.

Podemos observar o conceito de *iceberg* em doenças na Figura 1.3.

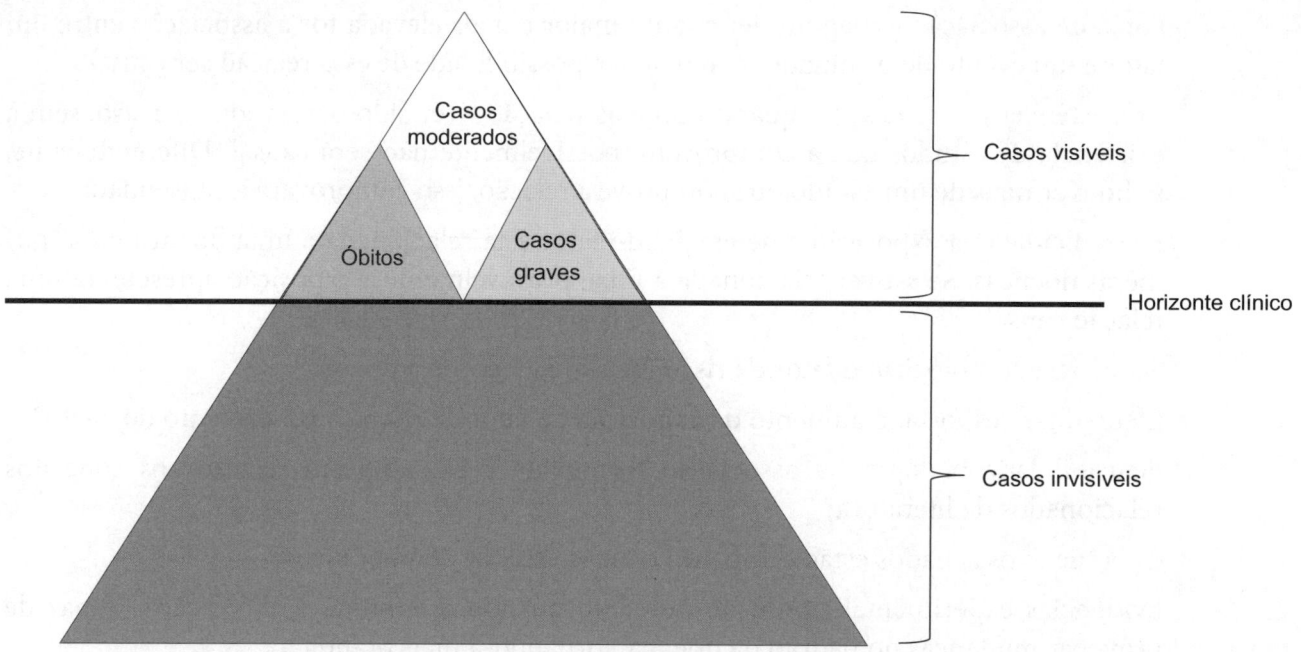

Figura 1.3 - No *iceberg* da doença, visualizamos o imenso contingente de indivíduos doentes não diagnosticados (casos invisíveis) *versus* uma minoria sintomática (casos visíveis).

1.3.4 História natural da doença

A doença pode ser dividida em dois momentos: pré-patogênico e patogênico. O pré-patogênico inicia-se a partir do momento em que o organismo do indivíduo começa a ser agredido e vai até o momento em que o próprio corpo começa a reagir contra a agressão. O período patogênico é o momento em que o indivíduo terá alterações biológicas e psicológicas, culminando em cura, incapacidades ou morte.

O período patogênico pode ser subdividido em patogenia precoce, patologia precoce, patologia avançada, convalescença e resultado. A patogenia precoce é caracterizada pelas alterações invisíveis clinicamente; o indivíduo apresenta alterações em nível celular, e é possível o diagnóstico clínico, pois o indivíduo já saiu da zona obscura e apresenta sinais e sintomas. O período avançado é caracterizado por todas as características da doença. O período de convalescença é quando a pessoa tem o desaparecimento de sinais e sintomas. O resultado pode ser a morte, a cronificação da doença, a incapacidade ou a cura.

Fique de olho!

A estatística é uma importante ferramenta utilizada para analisar grandes conjuntos de números. Na epidemiologia, a estatística é de grande utilidade, pois, por meio de cálculos matemáticos, recolhe, classifica, apresenta e interpreta os dados coletados.

1.4 Conceitos epidemiológicos

Epidemia e surto são sinônimos? O que é uma epidemia? O que é um surto? O que é uma endemia? Provavelmente algumas dessas perguntas já devem ter pairado sobre você ao se deparar com reportagens em que tais termos são utilizados. Para esclarecimento, a seguir, definiremos tais termos.

A primeira pergunta questiona se epidemia e surto são sinônimos. Epidemia é definida como uma elevação abrupta da frequência de casos de determinada doença, mais do que o habitual, em determinada população. É importante destacarmos que alguns fatores, como a mudança nas técnicas laboratoriais ou nas técnicas de coleta para outras mais precisas, podem gerar uma impressão falsa no aumento da frequência. Chamamos esses casos de pseudoepidemia (*pseudo* = falsa + epidemia). No entanto, na maioria dos surtos, o aumento da frequência de uma determinada doença é tão intenso e visível que não é necessário nenhum cálculo estatístico para a sua constatação. Uma endemia é quando determinado agravo atinge certa população em um espaço geográfico e mantém sua frequência praticamente estável ao longo do tempo.

As doenças podem estabelecer-se em um indivíduo por meio de infecções, infestações ou pela absorção. As infecções se dão quando um determinado microrganismo causador de doenças (patógeno), ao se multiplicar, invade a corrente sanguínea, causando a doença. Diferentemente de colonização, que é o crescimento de microrganismos em determinados locais, contaminação é a multiplicação "controlada" de microrganismos, ou seja, sem invasão na corrente sanguínea. Um exemplo de colonização é a superfície da nossa pele, a qual apresenta inúmeras bactérias residentes que não causam nenhum risco ao homem. Outro meio de um indivíduo apresentar doenças é por meio da infestação (alojamento, desenvolvimento e reprodução) de artrópodes, insetos ou vermes na superfície corporal. Podemos citar as infestações por piolhos, áscaris ou larva *migrans*. A absorção ocorre em virtude da ingestão de agentes causadores de toxicidade em diversas células do organismo.

1.4.1 Conceitos de epidemiologia nas doenças infecciosas

1.4.1.1 Agente infeccioso

O agente infeccioso é aquele que causa a doença no indivíduo e pode ser proveniente da biota (fungos, bactérias, protozoários etc.) ou da abiota (poluição, fezes dos ácaros, fumo, álcool etc.). De forma geral, as doenças infecciosas são originadas de um determinado agente causador ou agente etiológico, diferentemente das doenças crônicas, que apresentam como causa uma série de fatores, que, juntos, atuarão no desenvolvimento da doença. É importante citarmos que mais de um agente etiológico pode ser responsável pela manifestação de uma mesma doença; assim, a meningite pode ser causada por fungos, bactérias, vírus e parasitas. Contudo, você pode já ter ouvido que alguns tipos de meningite são mais graves do que outros; desse modo, as meningites bacterianas são, do ponto de vista clínico, as mais graves. A gravidade de um agente etiológico pode ser explicada por características como:

- » Infectividade: é a capacidade de um agente infectar uma pessoa. Por exemplo, o vírus da gripe tem alta infectividade quando comparado ao bacilo da hanseníase.
- » Dose infectante: está relacionada à quantidade necessária de agente infeccioso para se iniciar uma infecção.
- » Poder invasivo: é a capacidade de um organismo de invadir os tecidos.
- » Patogenicidade: é a capacidade do agente de provocar os sintomas das doenças.
- » Virulência: é a capacidade de um agente infeccioso de desencadear a defesa ou imunidade de um organismo.
- » Poder imunogênico: quando a resposta desencadeada por um agente etiológico é muito intensa, dizemos que o poder imunogênico de determinado agente é alto, portanto, dificilmente o indivíduo voltará a ter a mesma doença.

1.4.1.2 Fontes de infecção, hospedeiro e vetor

As fontes de infecção podem ser primárias ou secundárias. Dizemos que a fonte de infecção é primária quando, por exemplo, o homem é o principal responsável pela manutenção do ciclo de determinado agente etiológico. Assim, o agente etiológico utiliza-se do homem para se reproduzir e se desenvolver, utilizando-se do ambiente para infectar outros indivíduos, como é o caso do bacilo da hanseníase, que usa o homem para a manutenção do seu ciclo de vida e é transmitido a outros indivíduos via emissão de partículas no ar. No caso da fonte secundária, a água ou o solo podem ser os reservatórios do agente etiológico.

Hospedeiro é o nome dado ao indivíduo que é invadido por determinado agente etiológico. Quando é invadido, o hospedeiro pode apresentar três respostas, a saber: a refratariedade - que é a capacidade do hospedeiro de inativar o agente etiológico; a suscetibilidade - que é a característica do hospedeiro de estar suscetível (vulnerável) à invasão do agente; e a resistência - que consiste na capacidade do hospedeiro, de forma natural ou artificial, de inviabilizar o agente.

Vetores são veículos que transportam os agentes do reservatório até o hospedeiro. Podem ser mecânicos, como é o caso dos insetos que transportam tais agentes em suas patas, ou biológicos, quando participam no desenvolvimento do ciclo vital do agente.

1.4.1.3 Processos de transmissão

A transmissão dos agentes infecciosos se dá por contato direto, indireto ou pela contaminação ambiental. Diz-se que a transmissão é direta quando o agente infeccioso não transita pelo ambiente, sendo transmitido diretamente ao hospedeiro; já a transmissão indireta terá a participação do ambiente, por um curto período de tempo; finalmente, na contaminação ambiental, o agente permanece por tempo considerável no ambiente.

Vamos recapitular?

Foram descritos, no capítulo, as características gerais da epidemiologia, o ecossistema e alguns conceitos sobre saúde, *iceberg* da doença e história natural da doença. Também foi dado enfoque a alguns conceitos epidemiológicos relacionados a doenças infecciosas.

Agora é com você!

1) Um cientista preocupado em avaliar o impacto de determinada intervenção terapêutica no tratamento do câncer propõe montar uma pesquisa. No entanto, está com dificuldade de definir se deve utilizar um estudo de coorte ou um caso-controle. A partir dos conteúdos aprendidos nesse capítulo, qual tipo de estudo você indicaria e por quê?

2) Leia o artigo publicado em 2004 pelo Centro de Informação em Saúde para viajantes (Cives) a respeito da doença meningocócica e responda às perguntas que seguem:

> [...] A *doença meningocócica* é uma infecção bacteriana aguda, rapidamente fatal, causada pela *Neisseria meningitidis*. Esta bactéria pode causar inflamação nas membranas que revestem o sistema nervoso central (*meningite*) e infecção generalizada (*meningococcemia*). Existem 13 sorogrupos identificados de *N. meningitidis* [...] Estima-se a ocorrência de pelo menos 500 mil casos de *doença meningocócica* por ano no mundo, com cerca de 50 mil óbitos. É uma doença de evolução rápida e com alta letalidade, que varia de 7 até 70%. Mesmo em países com assistência médica adequada, a *meningococcemia* pode ter uma letalidade de até 40%. Geralmente acomete crianças e adultos jovens, mas em situações epidêmicas, a doença pode atingir pessoas de todas as faixas etárias (CIVES, 2004).

a) A partir do texto sobre a doença meningocócica, relacione os termos patogenicidade e virulência, discutindo-os.

b) Considerando o trecho "[...] mas, em situações epidêmicas, a doença pode atingir pessoas de todas as faixas etárias", conceitue epidemia.

3) Leia as informações retiradas do *site* <http://dengue.org.br/> com relação ao modo de transmissão da dengue:

> [...] A fêmea pica a pessoa infectada, mantém o vírus na saliva e o retransmite.
>
> A transmissão ocorre pelo ciclo homem-*Aedes aegypti*-homem. Após a ingestão de sangue infectado pelo inseto fêmea, transcorre na fêmea um período de incubação. Após esse período, o mosquito torna-se apto a transmitir o vírus e assim permanece durante toda a vida. Não há transmissão pelo contato de um doente ou suas secreções com uma pessoa sadia, nem fontes de água ou alimento. (*Site da dengue*. Disponível em: <http://www.dengue.org.br/mosquito_aedes.html>. Acesso em: 13 jan. 2014.)

Agora, responda às seguintes perguntas:

a) Quem é o vetor na dengue?
b) Quais são o modo e a fonte de transmissão da dengue?

2

Relacionamento Interpessoal e Comunicação

Para começar

Este capítulo tem por objetivo discutir as relações interpessoais no trabalho e a comunicação. Iniciamos definindo trabalho e habilidades que favorecem, de forma positiva ou negativa, as relações, passando para conflito e finalizando com uma breve explanação sobre como deve ser a postura profissional diante do cliente. Introduziremos o tema comunicação, bem como seus objetivos e finalidades, abordaremos fatores que auxiliam na comunicação e também os que prejudicam, e discutiremos a comunicação verbal e a não verbal e como esses dois tipos de comunicação podem ser úteis para o seu desenvolvimento pessoal e profissional.

2.1 Relações interpessoais

As relações interpessoais desenvolvem-se em decorrência de processos dinâmicos de interação do eu com o outro. Discutiremos aqui as relações interpessoais que ocorrem no trabalho, pois estas exigirão do leitor adaptação constante, inteligência emocional, flexibilidade e negociação ininterrupta.

2.1.1 Definição de trabalho

Trabalho é a forma pela qual o homem interage com o meio ambiente para assegurar sua própria subsistência. Outro aspecto do trabalho é o fato de trazer ao trabalhador, ou deveria trazer, a sua identidade, pois faz o homem ser útil à sociedade.

2.1.1.1 O relacionamento interpessoal e o trabalho

As relações interpessoais foram e continuam a ser o objeto de estudo de muitos pesquisadores. No ano de 1976, Mailhiot já discutia que a produtividade de um grupo estava relacionada não somente às suas competências, mas principalmente à solidariedade entre os seus integrantes. Estudiosos acrescentaram que, para que um indivíduo desenvolva um bom relacionamento interpessoal, ele precisa se sentir incluído, valorizado e fundamental para a existência e a manutenção do grupo. Costa, em 2002, discutiu a importância da humanização do trabalho, retomando o valor das relações interpessoais para a formação do relacionamento real da organização. Contudo, do mesmo modo que o relacionamento interpessoal pode tornar-se harmonioso e prazeroso, contribuindo para o crescimento tanto individual quanto coletivo, o relacionamento entre os membros com base em antipatia, confronto, disputas e intrigas resulta na destruição da eficácia do grupo.

Atualmente, o mercado de trabalho, ao contratar profissionais, busca indivíduos capazes de estabelecer bons relacionamentos interpessoais, isto é, que apresentem aptidões para ouvir, informar, elogiar, dialogar, avaliar e disciplinar, valorizando menos quem tem apenas a experiência técnica.

2.1.1.2 Habilidades que favorecem e restringem as relações interpessoais

Algumas posturas profissionais podem, no dia a dia, favorecer ou atrapalhar o processo de interação pessoal. Assim, atitudes como a empatia, a motivação, a iniciativa, a competência e o apoio funcionam como forças que impulsionam; de forma contrária, a vaidade, a apatia, a dependência, a timidez excessiva e a manipulação atuam de maneira negativa nas relações interpessoais.

Seguem algumas dicas para influenciar de forma positiva as relações interpessoais no ambiente de trabalho. Sugerimos que, ao ler, você reflita sobre a sua forma de agir.

- » Utilizar menos a palavra "eu" e mais a palavra "nós" - ajuda a sermos menos individualistas.
- » Elogiar as pessoas quando executam um ótimo trabalho - o elogio feito no momento certo é um instrumento motivacional.
- » Ouvir a opinião do outro - evidencia a importância que o outro tem na execução da minha atividade.
- » Saber perdoar - é fundamental, pois podemos ser os próximos a precisar do perdão.
- » Ser educado - expressões como "bom dia", "boa tarde", "muito obrigado", "de nada", "com licença" etc. são vitais para o desenvolvimento de relacionamentos interpessoais saudáveis.
- » Levar em consideração apenas as ideias e as informações, buscando isolar os aspectos pessoais - considerar os aspectos pessoais colocados durante um debate pode gerar situações conflituosas e constrangedoras.
- » Evitar discussões que não levem a lugar algum, apenas à contenda.

2.1.1.3 Gerenciar relações de conflito

Percepções e ideias divergentes tendem a colocar pessoas em posições contrárias, criando conflitos. Estes, quando bem geridos, são agentes de mudança pessoal, grupal e social, pois surgem a partir de problemas e exigem discussões abertas sobre determinados assuntos, visando a uma resolução.

É importante dizermos que o conflito, se tratado de forma profissional e no início do seu aparecimento, não deverá ser visto de maneira negativa, como resultante da ação e do comportamento de pessoas agressivas associados ao confronto físico e verbal.

Assim, para uma eficaz resolução dos conflitos, é preciso:

> [...] criar uma atmosfera afetiva; esclarecer as percepções; focalizar em necessidades individuais e compartilhadas; construir um poder positivo e compartilhado; olhar para o futuro e, em seguida, aprender com o passado; gerar opções de ganhos mútuos; desenvolver passos para a ação a ser efetivada; estabelecer acordos de benefícios mútuos (NASCIMENTO et al., 2002, p. 54).

2.1.1.4 A importância do *feedback* nas relações

O *feedback* consiste em solicitar e receber reações das pessoas com as quais estamos nos comunicando, para entender como a mensagem comunicada por nós afeta o outro. O *feedback* pode ser solicitado ao próximo ou pode ser emitido por nós, de forma que a utilização desses processos colaborem para o crescimento das relações interpessoais e o desenvolvimento individual.

Trata-se de um processo muito importante na manutenção das relações interpessoais, pois oferece informações a uma pessoa ou um grupo, proporcionando a oportunidade de mudança. É importante citarmos que o *feedback*, para ser eficiente, precisa ser descritivo, específico, oportuno e claro, de forma que facilite a compreensão do(s) ouvinte(s), auxiliando na modificação de condutas e/ou comportamentos. No *feedback* devem ser estabelecidos compromissos de melhoria por parte do líder e dos demais profissionais.

2.1.1.5 Aspectos essenciais no relacionamento com o cliente

A partir do momento em que se inicia uma relação entre profissional da saúde e cliente, alguns aspectos serão naturalmente esperados e cobrados do profissional. Assim, é fundamental que este ofereça um atendimento diferenciado dos demais e utilize ferramentas essenciais na obtenção de melhores resultados. Surpreendentemente, tal cobrança por parte dos clientes não está baseada em tecnologias de ponta, mas em uma série de competências relacionais (cortesia, competência, presteza, credibilidade, receptividade, comunicação), bem como em um atendimento coerente e responsável.

Atualmente é comum ouvirmos queixas, por parte dos clientes, de que os profissionais são mal-educados, mal-humorados e de competência questionável. Assim, torna-se fácil, àqueles comprometidos com o ser humano e com a sua profissão, se destacarem. Com relação ao atendimento, infelizmente, classificamos como encantador aquele em que o profissional atende o cliente olhando-o em seus olhos, demonstrando respeito e aceitação, escutando atentamente e ativamente suas colocações, importando-se com a sua solicitação e envolvendo-se de forma verdadeira; tal forma de relacionamento deveria ser comum, mas tem sido cada vez mais rara no meio profissional.

> **Fique de olho!**
>
> Os profissionais da saúde costumam rotular alguns clientes como "tigrão", ou, simplesmente, "chato", no entanto, devemos ter em mente que esse cliente, muitas vezes, é reflexo do tipo de atendimento que executamos. Assim, é bem provável que, se um de nós estivesse na mesma condição que ele, reagisse da mesma forma.

2.2 Comunicação

Durante toda a nossa vida, nós, seres humanos, somos dotados da capacidade de interagir com o outro, compartilhando uma série de pensamentos, ensinamentos, convencimentos, sentimentos e emoções. Por meio da linguagem (escrita, falada e corporal), comunicamos assuntos passados, falamos do presente e projetamos o futuro. Esse fato torna a linguagem atemporal.

A palavra comunicação é derivada do termo em latim *communicare* e significa "pôr em comum", ou seja, quando falamos em comunicação, um dos pressupostos é o entendimento das partes envolvidas. Como qualquer técnica, a comunicação precisa ser estudada e treinada inúmeras vezes, a fim de conseguirmos bons resultados.

Vejamos alguns conceitos sobre comunicação:

> [...] Processo de transmitir informações de pessoa para pessoa através da fala, da escrita, de imagens e sons com o objetivo de gerar conhecimentos (KURCGANT, 1991, p. 207).

> [...] um processo de compreender e compartilhar mensagens enviadas e recebidas, e as próprias mensagens e o modo como se dá seu intercâmbio exercem influência no comportamento das pessoas envolvidas em curto, médio ou longo prazo (STEFANELLI, CARVALHO e ARANTES, 2005, p. 29).

Assim, todas as formas de comunicação, quando bem executadas, terão como resultado a produção de algum conhecimento. Ressaltamos um aspecto importante da comunicação citado por Stefanelli, Carvalho e Arantes (2005): a influência que a comunicação pode exercer no comportamento das pessoas com quem nos relacionamos. Tal informação será mais bem descrita e comentada mais adiante.

Finalizando, mencionamos que, no cotidiano do profissional de saúde, a comunicação, quando utilizada de forma consciente, será fundamental para o desempenho de atividades como a educação e a prestação de serviços.

2.2.1 Objetivos da comunicação

A comunicação tem por objetivos entender o ambiente e as pessoas que estão ao nosso redor, estabelecer relacionamento entre os indivíduos, transformar a realidade e promover o crescimento pessoal. Fica mais do que claro que a comunicação não pode ser vista como uma mera troca de palavras: seus elementos, fatores e formas devem ser muito bem compreendidos. No meio profissional, além dos objetivos já referidos, a comunicação deve ser utilizada para coletar, registrar e transmitir informações para a equipe (passagem de plantão ou relatórios), bem como para educar.

2.2.2 Elementos do processo de comunicação

Para existir comunicação, precisamos de três elementos-chave, a saber: o emissor ou remetente, o receptor ou destinatário e a mensagem. Definimos por "emissor" a pessoa que emite a mensagem, "receptor" quem recebe a mensagem emitida ou intérprete e "mensagem" a informação propriamente dita.

No entanto, além dos elementos-chave, emissor, mensagem e receptor, também encontramos outros que participarão do processo de comunicação, a saber:

» Canal: trata-se do meio ou veículo pelo qual a mensagem é transmitida. Pode ser oral, escrito, gestual.

» Estímulos: estão relacionados ao local em que a comunicação ocorre e ao conjunto de sinais linguísticos orais e gestuais. Tais estímulos irão interferir na forma pela qual as pessoas absorverão a mensagem transmitida, atuando de maneira positiva ou negativa.

» *Feedback*: é o retorno da mensagem que foi emitida, podendo ser entendido como uma forma de monitoramento do processo de comunicação.

Todos esses elementos estão demonstrados na Figura 2.1.

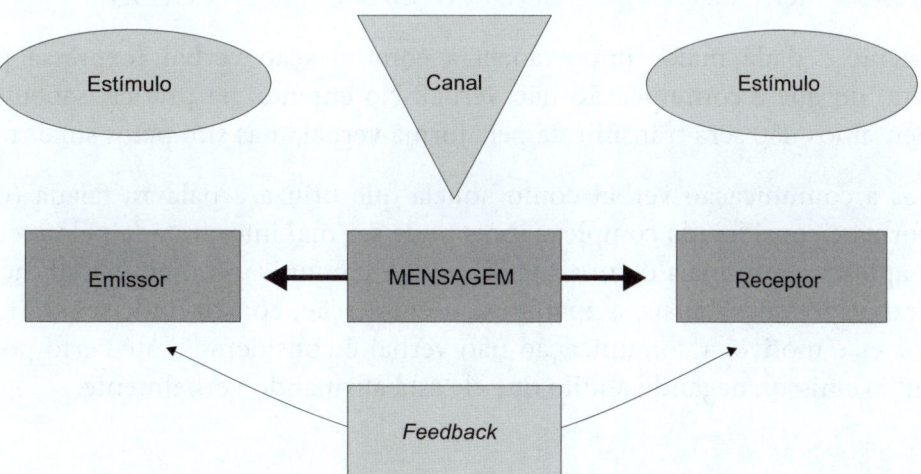

Figura 2.1 - Na ilustração visualizamos, em cinza-escuro, os elementos-chave para a comunicação e, em cinza-claro, os elementos acessórios.

2.2.3 Aspectos que afetam a comunicação

Emissor, mensagem e receptor podem ser afetados por inúmeros aspectos que facilitam ou prejudicam o processo de comunicação, descritos a seguir.

- *Aspectos facilitadores do processo de comunicação*:

» emissor: utilização das palavras adequadamente, conhecendo seus significados denotativo e conotativo, colocação das palavras em um ritmo adequado, facilitando a compreensão pelo receptor e disposição para explicar quantas vezes for necessário;

» mensagem: clareza, concisão, relevância e transmissão em momento oportuno;

» receptor: disposição para querer entender, paciência para ouvir, vontade de aprender.

- *Aspectos prejudiciais ao processo de comunicação*:

» emissor: dificuldade de pronunciar as palavras adequadamente, estado físico e emocional;

» mensagem: falta de clareza nas ideias, emissão de duas mensagens conflitantes;

» receptor: problemas auditivos, nível cultural, integridade física e do processo fisiológico, e o fator emocional.

Fique de olho!

Frases como "ter batido as botas" ou "isso é um castelo de areia" são utilizadas no dia a dia para expressarem alguma situação vivenciada. Assim, quando alguém diz, de outra pessoa, "ter batido as botas", entendemos que esta deve ter morrido, e o mesmo vale para a frase "isso é um castelo de areia": compreendemos que algo não é sólido e, portanto, é incerto. A essa compreensão damos o nome de conotação, que é o uso das palavras no seu sentido figurado ou simbólico, diferentemente da denotação, que é o uso da palavra no seu sentido original. Logo, em sentido denotativo, a primeira frase seria compreendida como alguém batendo suas botas de calçar.

2.2.4 Formas de comunicação verbal e não verbal

Normalmente é dada maior importância à comunicação verbal (expressa pela linguagem falada ou escrita) do que à comunicação não verbal. No entanto, na prática, sabemos que a maior parte do que pensamos não será transmitida pela forma verbal, mas sim pelos sinais não verbais.

Definimos a comunicação verbal como aquela que utiliza a palavra falada (oral) ou escrita (grafia). Essa forma é considerada complexa, pois pode ser mal interpretada pelo receptor, em razão de as palavras apresentarem mais de um significado. A comunicação não verbal inclui os gestos, a postura corporal, expressões faciais, a aparência, a entonação, constituindo a exteriorização do ser psicológico. Por esse motivo, a comunicação não verbal é considerada, até certo ponto, "perigosa", pois pode "trair" o emissor, negando aquilo que ele está afirmando verbalmente.

Amplie seus conhecimentos

Fique atento! Atualmente a falta de comunicação tem sido considerada um dos principais obstáculos no crescimento de profissionais da área de tecnologia da informação (TI). Essa notícia foi publicada pela revista *Exame,* que acrescentou que a falta de comunicação é um obstáculo desde a entrevista de emprego, perpetuando-se no decorrer da carreira do profissional, o que impede a ascensão a cargos gerenciais. A revista responsabilizou pela falta de comunicação, tão característica do profissional de TI, o fato de a própria profissão exigir uma postura mais analítica.

Fonte: <http://exame.abril.com.br/>. Acesso em: 2 jan. 2013.

2.2.5 Desenvolver condições favoráveis para a comunicação

Algumas condições podem ajudar no desenvolvimento de uma boa comunicação, a saber:

» condições ambientais: assegurar um ambiente calmo e tranquilo, livre de confusões e interferências;

» condições do emissor: permanecer em silêncio, transmitir aceitação e sigilo ao que está sendo dito, repetir as últimas palavras proferidas pela pessoa, ouvir reflexivamente, verbalizar interesse, estimular comparações, devolver as perguntas feitas, solicitar esclarecimento de termos incomuns e de dúvidas, repetir a mensagem, pedir à pessoa para repetir o que foi dito.

Vamos recapitular?

Foram descritos, neste capítulo, aspectos das relações interpessoais no ambiente de trabalho, resolução de conflitos e conceitos básicos da comunicação verbal e da não verbal.

Agora é com você!

1) A Unidade Básica Botafogo vem passando por diversos conflitos entre os profissionais. Na semana passada, Arlindo e Claudia desentenderam-se por discordarem do tratamento dado a uma usuária que chegou atrasada para um atendimento. Arlindo defendia que a senhora deveria ser atendida, e Claudia recusou-se a fazer o procedimento. O episódio gerou inúmeras fofocas, e a equipe estava claramente dividida.

   a) Diante do exposto neste capítulo, comente como você tentaria resolver o conflito.

   b) Descreva quais seriam os possíveis resultados caso você não se importasse em resolver o conflito.

2) Identifique as manifestações das linguagens verbal e não verbal no caso a seguir:

Cristiano chega para uma consulta e diz: "Estou com muita dor na barriga". Quando o profissional o examina, percebe que sua postura está encolhida e seu rosto apresenta uma expressão de dor. Quando o responsável aperta o abdômen do rapaz, este se encolhe ainda mais e grita: "Para! Para!".

3) Mariângela convocou seus colegas para discutir sobre o planejamento da festa de aniversário da unidade de saúde. A sala de reuniões era bastante apertada e não comportava o número de participantes, havia um barulho constante vindo do andar superior, onde uma reforma era realizada e havia um entra e sai de outros profissionais que buscavam documentos arquivados na sala. Tudo isso fez as pessoas não conseguirem se concentrar no que estava sendo falado e passarem a conversar sobre outros assuntos não pertinentes à reunião.

O ambiente relatado no caso favoreceu a comunicação? Justifique.

4) Peça a seus amigos, familiares e conhecidos que relatem situações em que se consideraram bem atendidos nos serviços de saúde e situações em que foram mal atendidos. Verifique, em ambos os casos, como foi a comunicação.

3

Educação em Saúde

Para começar

Este capítulo tem por objetivo discutir a educação em saúde. Para isso, conceituaremos educação e socialização, bem como falaremos brevemente do surgimento da escola e da história da educação no Brasil. Abordaremos a educação em saúde e seus principais aspectos e encerraremos orientando o leitor a respeito de como planejar uma ação educativa.

3.1 Prática da educação

3.1.1 Educação

Todos os seres são alvo de um processo educativo. Nós, seres humanos, experimentaremos a aprendizagem em diversos setores e passamos por experiências que nos ensinam a aprender, a ensinar e a aprender a ensinar, todas fundamentais à nossa existência.

De acordo com a antropologia, ciência que estuda o homem, a educação não se relaciona com o ensino escolar formalizado, mas sim com processos sociais de aprendizagem em que, por meio da convivência, o saber flui de quem sabe para quem não sabe e, consequentemente, irá aprender. Logo, tudo o que se sabe foi adquirido por viver muitas e diferentes situações de trocas entre as pessoas (BRANDÃO, 2006). Ainda segundo esse autor, a educação é inerente ao ser humano:

> [...] Ninguém escapa da educação. Em casa, na rua, na igreja ou na escola, de um modo ou de muitos todos nós envolvemos pedaços da vida com ela: para aprender, para ensinar, para aprender e ensinar. Para saber, para fazer, para ser ou para conviver, todos os dias misturamos a vida com a educação (BRANDÃO, 2006, p. 7).

A esse processo de interiorização das normas e dos valores de uma determinada sociedade e de uma cultura específica, chamamos de socialização.

3.1.1.1 A socialização

Todas as formas de ensinar e aprender têm como objetivo socializar o indivíduo, a fim de favorecer a formação de sua identidade, de suas convicções e do seu modo de vida. Assim, para a criança se transformar em um adulto sociável, ela necessita vivenciar um conjunto de crenças e hábitos, e, no caso descrito, a educação é apenas uma fração de todas as experiências vivenciadas pela criança e aparecerá sempre que houver relações entre pessoas e intenções de ensinar e aprender.

3.1.1.2 O surgimento da escola

A evolução da escola acompanha a da própria sociedade. Sua criação está vinculada à necessidade de iniciar a divisão das tarefas, separando de forma hierárquica os saberes e a própria sociedade. Tal divisão teve como consequência o estabelecimento de diferentes formas de trabalho, contribuindo para a formação das hierarquias sociais. Desse modo, o saber, que era uma ferramenta necessária ao aprendizado e à socialização, passa a servir como ferramenta política para a marginalização. A educação torna-se o ensino, gerando a necessidade de uma pedagogia, ou seja, de uma metodologia que possa traçar teorias, as quais, por sua vez, determinarão as práticas de transmissão do saber (BRANDÃO, 2006). Portanto,

> [...] a educação da comunidade de iguais que reproduzia em um momento anterior a igualdade, ou a complementaridade social, por sobre diferenças naturais, começa a reproduzir desigualdades sociais por sobre igualdades naturais, começa desde quando aos poucos usa a escola, os sistemas pedagógicos e as "leis do ensino" para servir ao poder de uns poucos sobre o trabalho e a vida de muitos (BRANDÃO, 2006, p. 34).

3.1.2 Influências e a história da educação no Brasil

Para discutirmos a educação no Brasil, precisamos inicialmente compreender como assuntos relacionados à educação eram vistos nas culturas grega e romana, pois estas influenciaram e influenciam ainda hoje o cenário educacional.

Na cultura grega, os assuntos relacionados à educação tratavam do saber da agricultura, do pastoreio, do artesanato, da arte, dos esportes e da solidariedade e fidelidade à cidade grega e aos princípios de honra. De acordo com textos da época, era destinado às crianças ricas, antes de tudo, aprender a filosofia, a caça, a leitura, a música e os esportes, ao passo que aos pobres era destinado o "exercitar-se na agricultura" ou em outra função qualquer. Já na cultura romana, o processo educativo tinha por finalidade a formação de uma consciência "moral" unicamente para impor ao povo a vontade do dominador, conforme sua visão de mundo. Assim, a cultura romana pretendia, por meio da educação, fazer um homem renunciar a si em benefício da comunidade. Na cultura romana também encontramos a divisão do saber e do trabalho; assim, eram direcionados para oficinas de trabalho os filhos de escravos, dos servos e dos trabalhadores artesãos, enquanto a escola era destinada ao futuro senhor, que seria livre do trabalho, do Estado e dirigente.

No Brasil, a história da educação inicia-se em 1549, com a vinda dos jesuítas. Com a missão de catequizar e educar, os jesuítas tinham como objetivo formar súditos do rei e fiéis da Igreja Católica. Os jesuítas apresentavam um modelo de ensino desvinculado da realidade, com base em um conteúdo cuidadosamente elaborado e em um método rigorosamente definido. De acordo com Priore (1996, p. 13-14), a educação e a disciplina dos jesuítas apresentavam "gosto de sangue", e o "amor pregado era feito de disciplinas, castigos e ameaças". No entanto, apenas na década de 1920, teremos o início de inúmeros debates e movimentos educacionais que criticarão o modelo jesuítico de educação até então utilizado. Um dos expoentes dessa luta, Paulo Freire, revela-se em 1964, por meio da Campanha Nacional de Educação de Adultos e com a concepção libertadora da educação.

> **Amplie seus conhecimentos**
>
> O educador e filósofo Paulo Freire (1921-1997) foi um dos principais nomes da educação brasileira. Com repercussão mundial, Paulo Freire impactou a sua época ao propor a relação dialógica entre o educador e o educando. Sua principal obra é *Pedagogia do oprimido*, escrita na década de 1970 durante o seu exílio no Chile. Ele foi declarado, com a Lei nº 12.612, patrono da educação brasileira pela presidenta Dilma Rousseff.
>
> ENSP SERGIO AROUCA. Paulo Freire: patrono da educação brasileira. Disponível em: <http://www6.ensp.fiocruz.br/radis/conteudo/paulo-freire-patrono-da-educacao-brasileira>. Acesso em: 2 jan. 2014.

3.1.2.1 A educação dialógica

A concepção libertadora da educação vê a escola como a principal formadora de cidadãos livres, conscientes da realidade que os cerca, críticos e, portanto, capazes de intervir nos problemas, permitindo mudanças sociais. Apresenta como principal representante Paulo Freire, que enfatiza a relação dinâmica, dialogada, solidária e sem arrogância entre educador e educando, defendendo a articulação do saber, o conhecimento, a vivência, a comunidade, a escola e o meio ambiente. Para Paulo Freire, é por meio da educação que o indivíduo consegue alcançar autonomia intelectual para intervir na realidade.

3.2 Educação em saúde

A educação em saúde é de responsabilidade de todos os profissionais dessa área e deve ocorrer em todo e qualquer contato entre estes e a população, não dependendo de encontros, momentos ou palestras predeterminadas. Conforme o Centro de Vigilância Epidemiológica (2001), os objetivos da educação em saúde são:

- » compreender a saúde e a doença, bem como suas causas e consequências;
- » encontrar caminhos para a resolução dos problemas identificados, intervindo e/ou modificando-os;
- » enfrentar novas situações.

Para atingirmos tais objetivos, precisamos desenvolver atividades educativas em saúde que contribuam para a população desenvolver a capacidade de analisar criticamente a sua saúde/doença, buscando as melhores formas de resolver e modificar as situações encontradas, como cidadãos interessados na educação e na saúde. No entanto, na prática, muitas vezes nos deparamos com um processo de condicionamento para que as pessoas aceitem, sem perguntar, as orientações que lhes são passadas. Assim, em vez de serem considerados a diversidade, os conhecimentos prévios individuais, o envolvimento comunitário e a problematização, no desenvolvimento das atividades, são utilizadas a mera divulgação ou transmissão de conhecimentos e informações fragmentadas que estão, muitas vezes, distantes da realidade da vida das pessoas. Espera-se, portanto, a participação do indivíduo, da população e de toda a equipe de saúde, para que, por meio da discussão, seja feita uma reflexão crítica por todos, com importantes mudanças.

> **Amplie seus conhecimentos**
>
> Pensando na saúde da população estudantil, o Ministério da Educação instituiu por meio do Decreto nº 6.286, de 5 de dezembro de 2007, o Programa Saúde na Escola (PSE), que visa à integração da educação e da saúde nas escolas da rede pública de ensino. O programa tem como objetivo: "contribuir para a formação integral dos estudantes por meio de ações de promoção, prevenção e atenção à saúde, com vistas ao enfrentamento das vulnerabilidades". Desse modo, constam de suas ações o combate à homofobia, a alimentação saudável, entre outros.
>
> BRASIL. Ministério da Educação. *Programa Saúde na Escola*. Disponível em: <http://portal.mec.gov.br/index.php?option=com_content&view=article&id=14625&Itemid=913>. Acesso em: 2 jan. 2014.

3.2.1 Características do educador

Primeiro ressaltamos que nem sempre um grande comunicador é um grande educador. Exemplo disso é Adolf Hitler, considerado uns dos maiores comunicadores da história moderna e, no entanto, responsável por discursos unilaterais, autoritários e impositivos que levaram à morte milhões de judeus. Assim, um grande educador, além de ser um comunicador, precisa principalmente saber como estabelecer um diálogo sem arrogância ou supremacia.

Logo, é fundamental ao educador criar oportunidades ao educando para a formação ou construção do conhecimento, respeitar os saberes adquiridos, desenvolver a curiosidade e a apreensão da realidade pelo educando e, principalmente, ter consciência de que ensinar não é apenas transferir conhecimento.

> [...] Ser um bom educador não é agir como um *showman* e, menos ainda, como um persuasivo doutrinador. Significa desenvolver "empatia", colocar-se no lugar do outro e, com ele, problematizar o viver, a saúde e a doença para que, ao mesmo tempo que aprende novos conteúdos, desenvolva ao máximo sua habilidade de pensar, decidir e agir (CENTRO DE VIGILÂNCIA EPIDEMIOLÓGICA, 2001, p. 47).

3.2.2 Técnicas educativas em saúde

As técnicas educativas em saúde são instrumentos educativos de ensino-aprendizagem e têm como objetivo fazer as pessoas aprenderem e modificarem suas práticas, para que tenham uma melhor saúde. A seguir, descreveremos três modelos: o tradicional, o condutor e o participativo.

» Modelo tradicional: valoriza os conteúdos a serem transmitidos, a relação com o educador é autoritária ou protecionista e a recepção de conteúdo pelo educando é passiva e isenta de críticas, ideias ou práticas.

- » Modelo condutor: valoriza o resultado obtido pelo processo educacional, o educador é um instrutor que predetermina a sequência de atividades que o educando deve seguir, o que o torna um mero executor. Nesse modelo o espírito crítico e a criatividade não são estimulados.

- » Modelo participativo ou problematizador: tem como objetivo a interação entre pessoas e sua realidade. O educador é apenas um colaborador no desenvolvimento da capacidade intelectual e da consciência social do educando. Tal modelo é utilizado na transformação de pessoas, grupos e comunidades.

3.2.3 Dificuldades encontradas para o desenvolvimento de uma atividade educativa

Para se desenvolver uma atividade educativa que gere impacto na vida das pessoas, o profissional precisará conhecer algumas dificuldades com as quais provavelmente irá se deparar, a fim de contorná-las. São elas:

- » Incongruência de informações: muitas vezes, o profissional vai recomendar alguma prática e é surpreendido com o fato de o indivíduo já ter recebido informações do tema que aquele iria abordar, mas de maneira totalmente equivocada. Exemplo: você recomenda a uma pessoa a procurar atendimento antes de ficar doente, e outro o questiona por que ela está procurando atendimento se não está doente.

- » Barreiras socioeconômicas ou culturais: o profissional recomenda algo à população que é inviável, em virtude de dificuldades financeiras ou hábitos relacionados à cultura. Exemplo: você exige um maior consumo de verduras, legumes, fibras e frutas a moradores de rua.

- » Evidência ao saber técnico: relacionado à despreocupação por parte do profissional com o conhecimento da população, achando que tudo depende da transmissão do conhecimento técnico. Exemplo: você prepara uma ótima palestra, cheia de informações técnicas, no entanto, sem sentido algum para a população ouvinte.

- » Ideias e crenças estabelecidas: crenças são proposições que a pessoa considera verdadeiras; são, muitas vezes, difíceis de mudar e tendem a se perpetuar. Caso o profissional não as considere, pode não conseguir estabelecer vínculos de confiança com a pessoa.

- » Prioridade adequada: muitas vezes, sente-se a necessidade de transmitir determinado conhecimento, porém, a população tem outras preocupações. Exemplo: o profissional é solicitado por seus superiores a falar de determinado tema, no entanto, este não é interessante aos anseios da população.

3.3 Planejamento da ação educativa

Antes de pensarmos em planejar algo, precisamos entender o que significa planejamento, compreendido como o processo de decidir o que fazer. São partes desse processo a organização de uma ação, o acompanhamento de sua execução e a avaliação dos resultados. Logo, quanto mais complexo o problema a ser enfrentado, maior a necessidade de planejar as ações, a fim de garantir melhores resultados (CENTRO DE VIGILÂNCIA EPIDEMIOLÓGICA, 2001).

3.3.1 Formas de planejamento

O planejamento de uma ação educativa pode ser feito de duas maneiras, a saber (CENTRO DE VIGILÂNCIA EPIDEMIOLÓGICA, 2001):

» Centralizada: quando você conta apenas com a participação da equipe de saúde. Essa forma de planejamento costuma ser rápida e normalmente atende a necessidades já estabelecidas, no entanto, não reflete as necessidades mais sentidas pela população.

» Participativa: apresenta a participação da comunidade juntamente à equipe de saúde. Nessa forma de planejamento, tanto os profissionais quanto a população discutem seus problemas e encontram as soluções para as suas reais necessidades.

3.3.2 Etapas do planejamento

Para que o planejamento das ações de saúde seja efetivo, o(s) educador(es) precisa(m) seguir etapas ordenadas e distintas, definidas a seguir e visualizadas na Figura 3.1:

1) Diagnóstico: compreende coleta, discussão, análise e interpretação dos dados, com o estabelecimento de prioridades. Para fazermos um diagnóstico adequado, é necessário que este se aproxime, tanto quanto possível, da realidade. Assim, torna-se fundamental a identificação do problema ou da necessidade, de suas causas e consequências e das principais características socioeconômicas e culturais do local, permitindo, desse modo, ter um cenário adequado da situação, contribuindo para uma intervenção eficaz.

O diagnóstico educativo em saúde permite a identificação das práticas das pessoas relacionadas à saúde e à doença e também contribui na obtenção de informações sobre conhecimento, opiniões, atitudes, habilidades e a própria prática dos indivíduos em relação aos problemas levantados (CENTRO DE VIGILÂNCIA EPIDEMIOLÓGICA, 2001).

> **Lembre-se**
> É importante esclarecermos que o fato de levantarmos um diagnóstico não quer dizer que teremos um projeto educativo. Para a existência deste, faz-se necessário justificar a necessidade de ações educativas, a partir do levantamento realizado na coleta de dados.

2) Plano de ação: está incluso o levantamento dos objetivos, da população-alvo, do tipo de técnica a ser utilizada e da programação das atividades por meio do estabelecimento de um cronograma. Em outras palavras, é nesse momento que precisa ser discutido: "O que se espera alcançar?". Assim, há a necessidade de estabelecer um conteúdo programático (o que fazer), a população-alvo (com quem fazer), a metodologia (como fazer) e os recursos utilizados (o que é preciso para fazer). É importante referirmos que variáveis ligadas ao indivíduo (medo, repulsa), ao grupo familiar (tabus, alcoolismo), à instituição de saúde (horário de trabalho) e aos fatores econômicos e sociais (pressão de grupos, condições financeiras) podem interferir no plano de ação, mudando de forma drástica a ação educativa (CENTRO DE VIGILÂNCIA EPIDEMIOLÓGICA, 2001).

3) Execução: é compreendida como a operacionalização do plano de ação e deve proporcionar o alcance do objetivo inicialmente previsto (CENTRO DE VIGILÂNCIA EPIDEMIOLÓGICA, 2001).

4) Avaliação: é a verificação contínua se os objetivos propostos foram ou não alcançados. É na avaliação que será exigida, do avaliador, flexibilidade, a fim de reformular suas ações planejadas (CENTRO DE VIGILÂNCIA EPIDEMIOLÓGICA, 2001).

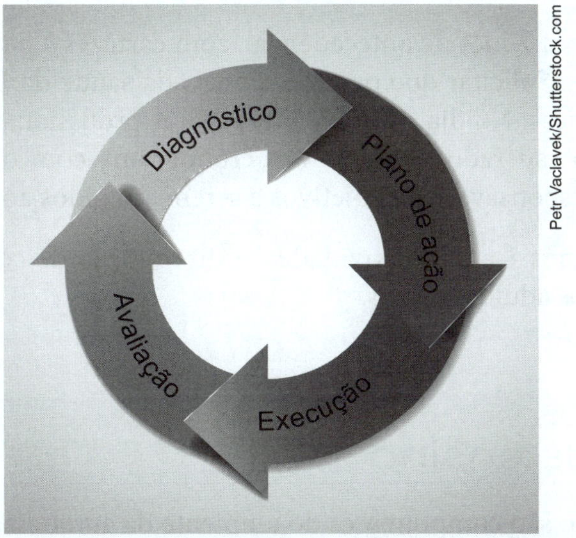

Figura 3.1 - Etapas do planejamento. Nesse esquema você visualiza as quatro etapas do planejamento; repare que elas são contínuas e distintas umas das outras.

Exemplo

Descreveremos um exemplo de construção de um projeto educativo.

Situação

Você, caro leitor, após se formar no curso técnico, é chamado para trabalhar em uma UBS (unidade básica de saúde). Ao chegar, você percebe que a maioria das pessoas (principalmente os adultos jovens) que se tratam no posto é diabética e apresenta complicações associadas ao tratamento inadequado. Inconformado, você inicia um inquérito e conclui que todas as pessoas que apresentam complicações decorrentes do não controle do diabetes referem apresentar maus hábitos alimentares e não realizar exercícios físicos. Assustado, você discute tal informação e verifica que o número de complicações decorrentes do diabetes não tratado é crescente. Diante disso, você realizará um projeto educativo, conforme segue.

Resposta

- Diagnóstico: o elevado número de pessoas com complicações decorrentes do diabetes não tratado está associado, principalmente, a hábitos alimentares inadequados e falta de atividade física.

> **Exemplo**
>
> - Plano de ação: orientar adultos jovens sobre a importância de terem hábitos alimentares adequados e realizarem atividade física diária. Desenvolver grupos mensais de discussão e prática com educadores físicos e nutricionistas, com duração de 30 minutos, incentivando a participação da comunidade na adesão a práticas saudáveis, a fim de evitar as complicações decorrentes do diabetes.
>
> - Execução: divulgar, com 1 mês de antecedência, com cartazes e panfletos, na UBS e no bairro, o grupo que irá ocorrer. Solicitar que os profissionais da saúde da UBS encaminhem ao grupo pessoas jovens e diabéticas. No dia da atividade, separar profissionais em quantidade adequada para receber o público esperado. Realizar um cronograma com o tema de cada encontro, o nome do profissional responsável e os objetivos a serem atingidos ao final de cada atividade.
>
> - Avaliação: verificar, após 1 ano de atividades, a diminuição de complicações decorrentes do diabetes não tratado nos adultos jovens.

3.4 Recursos de ensino

Os recursos de ensino são componentes do ambiente da aprendizagem que servem de estímulo e facilitam a absorção do conteúdo passado. Seus objetivos são: apresentar informações, motivar e despertar o interesse, favorecer o desenvolvimento da capacidade de observação, aproximar o educando da realidade e visualizar ou concretizar os conteúdos de aprendizagem.

De acordo com Piletti (1991), aprendemos 1% pelo paladar, 1,5% pelo tato, 3,5% pelo olfato, 11% pela audição e 83% pela visão. No entanto, com relação ao que retemos, apenas 10% de tudo o que lemos fica retido, enquanto entre 20% e 30% daquilo que ouvimos fica guardado. Quando combinamos o que vemos com o que escutamos, temos um salto para 50% de retenção do que é ensinado; quando ouvimos e logo praticamos, nossa aprendizagem é otimizada para 90%. Com relação aos melhores métodos de ensino para a absorção, sabemos que, quando combinamos dois recursos de ensino para a realização de uma atividade, temos uma retenção, por parte do educando, muito maior do que quando usamos tais recursos separadamente. É interessante apontarmos que o uso de mais de um recurso de ensino (por exemplo, visual e oral) potencializa a retenção de até 85% do que foi passado, mesmo após 3 horas de seu aprendizado, quando comparado com o uso isolado do recurso oral (70%) ou do visual (72%) (PILETTI, 1991).

Os recursos de ensino são classificados em visuais (as projeções, os cartazes, as gravuras, o álbum seriado e a lousa), auditivos (rádio e CD) e audiovisuais (cinema, televisão, DVDs e computador). Enfatizamos que, ao utilizar os recursos visuais, o educador precisa preocupar-se com a forma pela qual o conteúdo será apresentado. Assim, são importantes o tamanho das letras, as cores utilizadas, o estilo, o espaço entre as informações etc.

Vamos recapitular?

Foram apresentadas, neste capítulo, as principais ferramentas para a construção de uma ação educativa. Para isso, introduzimos, de forma breve, alguns conceitos, como: a educação, a socialização e a influência das culturas grega e romana na forma de pensar a educação. Discutimos as características fundamentais de um educador, técnicas e algumas situações que podem dificultar a realização da ação educativa. Finalizamos apresentando os principais recursos de ensino, utilizados como ferramentas na realização de uma ação educativa.

Agora é com você!

1) Todos os processos educativos, assim como todas as técnicas educativas que são instrumentos de ensino-aprendizagem, baseiam-se em determinada concepção de como as pessoas aprendem e modificam sua prática a fim de serem saudáveis. Diante do exposto, descreva quais as características necessárias a um educador para gerar tais modificações.

2) As necessidades em saúde podem funcionar como "analisadoras" das práticas em saúde, considerando que seu reconhecimento e enfrentamento estão vinculados aos princípios do Sistema Único de Saúde (SUS). Acredita-se que os serviços de saúde, quando se organizam com foco nas necessidades da população, tendem a ser mais eficientes, no que concerne a apresentar maior capacidade de escutar e atender as necessidades da população.

   Com base no exposto:

   a) Identifique um problema de saúde do seu bairro.
   b) Proponha três intervenções para o problema de saúde levantado.

3) Dona Mercedes, brasileira, divorciada, natural de Minas Gerais, tem 55 anos e é mãe de dois meninos. Foi diagnosticada, há duas semanas, com tuberculose. Ao retornar à UBS para continuar o seu tratamento, a senhora relatou suas crenças sobre o modo pelo qual havia contraído a doença. Dona Mercedes acreditava que havia contraído a tuberculose "por meio de relação sexual ou da sífilis que já havia pegado, do calor do assento de alguma pessoa doente, de uso de toalha, sabonete, cama ou quem sabe até pelo beijo ou pela respiração de uma pessoa contaminada".

   Diante do exposto por dona Mercedes:

   a) O que é uma crença? Elas são importantes?
   b) Discuta qual deve ser a postura do profissional diante de tais crenças.
   c) Como você, futuro profissional, se posicionaria diante do desabafo de dona Mercedes? Escreva a sua resposta.

4) Um técnico em saúde é convidado, em uma creche próxima ao seu trabalho, para falar do tema "lavagens de mãos". Sabendo que o público será de 120 crianças com faixa etária entre 1 e 6 anos, pergunta-se:

a) Quais recursos de ensino podem ser utilizados para o desenvolvimento do trabalho na creche?

b) Descreva minuciosamente o plano de ação utilizado para esse trabalho.

4

Ética e Valores Humanos

Para começar

Este capítulo tem por objetivo definir e discutir o que é ser ético e moral. Abordaremos a respeito de maturidade, desenvolvimento da ética, problemas morais e éticos e como resolvê-los. Conceituaremos código de ética profissional e código de conduta.

4.1 Ética e moral

4.1.1 Definição

A palavra ética é definida como um conjunto de valores e princípios que determinada pessoa possui, com o qual decide as questões do seu dia a dia. Assim, se os valores de alguém (a maneira de ver a vida) possuem elevado nível de desenvolvimento moral e suas atitudes (o modo de viver) são correspondentes, podemos afirmar que essa pessoa possui ética. Tais princípios são definidos por normatizações, por exemplos, por preceitos da sociedade e são construídos com o tempo. Assim, princípios que na Antiguidade eram aceitos pela sociedade, como a poligamia, hoje são totalmente inaceitáveis.

É importante referirmos que não existem indivíduos sem ética; logo, profissionais corruptos, enganadores, são considerados pessoas antiéticas, pois apresentam uma ética contrária à da sociedade.

A moral é a prática de uma ética; assim, não existem indivíduos classificados como amorais, exceto crianças e pessoas com doenças mentais incapacitantes, que não são capazes de decidir, julgar ou opinar por si. Imorais são as pessoas que não praticam os princípios aceitos pela sociedade de sua época.

> **Amplie seus conhecimentos**
>
> Aristóteles, filósofo grego, considerado um dos principais pensadores da Idade Clássica, lançou alicerces a diversas áreas do conhecimento, uma delas a ética. Em sua obra *Ética a Nicômaco*, emprega conceitos até hoje estudados, como virtude, prudência e honra. Afirma que a felicidade (*eudemonia*) não consiste em prazeres, riquezas ou honras, mas em uma vida virtuosa. Acrescenta que as virtudes só serão encontradas pela pessoa prudente.

4.1.2 A relação entre ética e níveis de maturidade

Para que uma pessoa apresente um comportamento ético, será exigido dela o seu crescimento pessoal e, consequentemente, o seu amadurecimento. Assim, indivíduos éticos apresentam elevados níveis de maturidade quando comparados aos não éticos.

A maturidade de um indivíduo é caracterizada por uma série de comportamentos; dessa forma, espera-se, da pessoa madura, tolerância à frustração, reações emocionais de intensidade amena, capacidade de adaptação comportamental, o que a torna mais sensível e disponível, capacidade de ver o todo e, em uma situação social, respeito aos limites dos demais.

O leitor deve estar se perguntando: "Como formamos uma pessoa madura e, portanto, um ser ético?". Já nos adiantamos a responder que maturidade e ética não podem ser ensinadas ou aprendidas por métodos de ensino, mas uma pessoa madura pode ser construída.

4.1.2.1 Estágios do desenvolvimento moral

De acordo com o psicólogo Lawrence Kohlberg (*apud* LYRA, 2007), para o desenvolvimento da moral, existem seis estágios, agrupados em três grupos, pelos quais um indivíduo deve passar a fim de que desenvolva uma consciência moral:

» Estágio 1: o comportamento será determinado pela presença de castigo ou pela obediência.

» Estágio 2: o comportamento será baseado nos seus interesses próprios.

» Estágio 3: os indivíduos valorizam as pessoas que estabelecem relacionamentos interpessoais; assim, eu confio em quem pertence ao meu grupo, bem como valorizo esses indivíduos e cuido deles.

» Estágio 4: nesse estágio, o indivíduo passa a acreditar na importância da justiça, da ordem e das leis.

» Estágio 5: passamos a desenvolver a ideia de que valores são universais e de que os conceitos de certo e errado não têm a função de controlar a sociedade.

» Estágio 6: o indivíduo age na obtenção da igualdade e na preservação da humanidade.

Indivíduos não podem simplesmente "pular" do estágio 1 para o 6; precisam vivenciar cada estágio, de modo que adquiram traços de um "novo caráter", fruto da maturidade. Portanto, espera-se de uma pessoa uma postura diferente, não porque está sendo vigiado ou porque pode sofrer consequências, mas porque o seu íntimo apresenta uma série de convicções que estão além do que é pedido. Logo:

> [...] Eu paro no sinal vermelho não porque tenho medo da polícia, não porque temo o que as pessoas dirão a meu respeito... Mas eu paro no sinal vermelho porque tenho consciência de que algum ser humano pode estar vindo no outro sentido e, se eu não fizer, poderei causar um acidente e matar essa pessoa (PINEDO, 2003, p. 7).

4.1.2.2 Princípios do desenvolvimento moral

Kohlberg (*apud* LYRA, 2007) também discute alguns princípios para o desenvolvimento moral:

» Primeiro princípio: uma pessoa não pode pular estágios; deve vivenciar cada degrau.

» Segundo princípio: um indivíduo não consegue compreender os princípios contidos nos estágios além daquele em que está.

» Terceiro princípio: as pessoas são naturalmente atraídas a um estágio superior ao seu. No entanto, isso não impede de encontrar indivíduos fisicamente maduros estagnados em estágios morais que lhes conferem imaturidade. Alguns apresentarão postura protetora (protegendo-se de tudo e todos); outros, postura impulsiva, ou conformista (em que se acomodam a determinados padrões e regras).

» Quarto princípio: a evolução de uma pessoa para outro estágio ocorre quando ela já não apresenta possibilidade de compreensão dos dilemas encontrados no seu cotidiano. Assim, pela insatisfação interior, busca algo que possa solucionar determinado dilema.

4.1.2.3 As fases do aprendizado/crescimento

> [...] Alguém só pode tornar-se ético se começar a descobrir quem ele realmente é (PINEDO, 2003, p. 12).

Quando pensamos em "construir seres maduros e éticos", precisamos de uma abordagem diferente daquela ensinada na escola. Assim, para que um indivíduo possa incorporar princípios éticos, necessita vivenciá-los de forma que os resultados dessa vivência gerem sensações, e estas, por sua vez, sejam capazes de levar à reflexão e à incorporação em si. Quando pais advertem uma criança para "não brincar com fogo", isso não é eficaz quanto, ao brincar com fogo, essa criança se queimar e, ao fazê-lo, criar-se a relação de significado em que fogo = perigo.

Assim, se quisermos "construir" pessoas éticas, precisaremos fazê-las refletir sobre as relações entre as experiências vividas e seus sentimentos apresentados.

4.1.3 Problemas morais e problemas éticos

Os problemas morais são específicos e relacionados com o dia a dia do indivíduo; já os problemas éticos são aqueles em que se abordam reflexões sobre princípios e estão associados à sociedade.

Um importante problema moral capaz de gerar consequências graves à saúde das pessoas é o assédio moral, que é consequência de pequenos e frequentes atos perversos (falta de respeito, mentira ou manipulação) que, por serem corriqueiros, passam despercebidos e, quando não corrigidos pelo grupo social, tornam-se ostensivos.

> **Amplie seus conhecimentos**
>
> Em razão dos elevados números de casos de assédio moral, foi aprovada, em 19 de abril de 2002, a Lei nº 2.949, contra este ato. Dentre outras determinações, o artigo 2º caracteriza as práticas de assédio moral, como: qualquer ato de desqualificação, tratamento pejorativo, exigências mediante ameaças de demissão e exigências de tarefas incompatíveis com a função do funcionário. Outra determinação é que o infrator pode receber desde advertências até multa de 5 a 10 mil reais, caso comprovado o assédio moral.
>
> BRASIL. Lei nº 2.949, de 19 de abril de 2002. Lei contra assédio moral em Brasília - DF. 2002. Disponível em: <http://www.assediomoral.org/spip.php?article516>. Acesso em: 2 jan. 2014.

4.1.4 A solução ética dos problemas

Um problema só será resolvido de maneira ética se todas as etapas envolvidas na resolução também forem consideradas éticas. Assim, você só conseguirá resolver um problema de forma ética se a maneira pela qual você o identificou não tinha tortura, roubo, chantagem etc.

Existem algumas desculpas utilizadas para não se agir de forma ética:

1) O que eu faço não prejudica ninguém.

2) Todo mundo faz, por que não posso fazer?

3) Isso não é uma questão ética.

4) Ninguém se importa com isso.

5) Não posso ir contra o grupo.

6) Todo mundo entende o que realmente está acontecendo, por isso estou agindo dessa maneira.

Descreveremos a seguir as três perguntas essenciais para você se propor antes mesmo de iniciar uma ação, a fim de evitar ações antiéticas:

1) Isso que estou fazendo é legal? Está de acordo com as leis?

2) Estou agindo de forma justa com todos os envolvidos?

3) Após tomar tal ação, eu me sentirei bem comigo mesmo?

4.1.5 Virtudes e valores

Virtudes são bons hábitos que um indivíduo pode apresentar; dentre eles, temos o zelo, a honestidade e a competência.

Valores são categorias associadas a um sentimento da pessoa. Assim, a guerra é má, a limpeza é essencial, a integridade é fundamental etc.

4.1.6 Código de ética profissional

O código de ética profissional é um conjunto de princípios relacionados a cada profissão e serve como uma referência formal para a conduta de todo profissional, independente de cargo ou função ocupada. Também viabiliza um comportamento ético comum aos profissionais, reduz as interpretações pessoais a determinados princípios éticos e fortalece a classe profissional perante a população. Logo, o código de ética não só norteia a prática profissional, mas também instrumentaliza a população a exercer fiscalização sobre eles.

No campo das profissões, a medicina é a atividade com o código de ética mais antigo. Justamente pelo fato de atuar com a vida, a doença, o sofrimento e a morte, exigiu reflexões que estabelecessem parâmetros e responsabilidades que norteassem a atuação profissional.

4.1.7 Código de conduta

O código de conduta é um instrumento criado especificamente para uma determinada instituição e tem como finalidade orientar a conduta profissional de todos os empregados, independentemente do cargo ou da função que ocupem, regulando o relacionamento do empregado com seus colegas de trabalho, clientes e com a sociedade.

Vamos recapitular?

Foram descritos, neste capítulo, conceitos fundamentais sobre ética que você, futuro profissional de saúde, precisará utilizar no seu dia a dia. Tivemos a intenção de dar uma noção sobre ética, moral, valores e virtudes, além de conceituar maturidade e formas de se desenvolver padrões éticos em indivíduos. Finalizamos discutindo como resolver conflitos de forma ética e como não apresentar uma postura antiética. Tratamos também de apresentar o que são os códigos de ética profissional e de conduta.

Agora é com você!

1) Durante um noticiário, um determinado apresentador, discutindo um caso de estupro, referiu-se ao estuprador como amoral, em virtude dos seus atos de crueldade com a vítima. Diante dessa afirmação, você concorda ou não com o apresentador? Justifique a sua resposta.

2) Um juiz que rouba em um jogo de futebol, um deputado que rouba a população ou um aluno que "cola" para passar de ano são todos exemplos de atitudes não éticas. Assim, descreva:

   a) O que é ética?
   b) O que é moral?

3) Alguns anos atrás, no Brasil, andar sem cinto de segurança no carro era uma atitude considerada normal. No entanto, hoje, tal atitude não é mais considerada permitida. Como você explica essa mudança de comportamento?

4) Leia um trecho da seguinte reportagem publicada no jornal *Folha de S. Paulo*, no dia 27 dez. 2013, intitulada: "Retrospectiva: o ano em que o país foi às ruas":

   > [...] Então acaba 2013, o ano em que o #gigante acordou, para ficar na nova língua da mesma internet que imprimiu dúvidas sobre como entenderíamos o que era aquele povo todo nas ruas, apenas para voltar a dormir - até quando? (GIELOW, I. *Folha de S. Paulo*, 27 dez. 2013. Disponível em: <http://www1.folha.uol.com.br/poder/2013/12/1390206-2013-o-ano-em-que-o-pais-foi-as-ruas.shtml>. Acesso em: 13 jan. 2014.)

   a) Como você descreveria tal mudança de comportamento? Baseie-se na teoria de Lawrence Kohlberg para responder.

5

A Célula, seu Funcionamento e Características Teciduais

Para começar

Este capítulo tem por objetivo apresentar a estrutura e o funcionamento de uma célula. Para isso, descreveremos a membrana plasmática, o citoplasma e o núcleo, bem como suas estruturas presentes. Discutiremos o funcionamento celular e os principais tecidos humanos e suas principais particularidades.

5.1 A célula

A célula é a menor unidade funcional existente nos seres humanos. Sua atividade está diretamente relacionada com o funcionamento dos órgãos; assim, alterações em níveis celulares apresentam repercussões diretas na vida do indivíduo. Neste capítulo, discutiremos o funcionamento celular normal e algumas correlações clínicas.

5.1.1 Organização e estrutura

Vista por um microscópio óptico, uma célula típica apresentará três partes distintas, a saber: núcleo, citoplasma e membrana plasmática. O núcleo está separado do citoplasma pela membrana nuclear, e o citoplasma está separado do meio externo pela membrana plasmática, como visto na Figura 5.1, que mostra a estrutura da célula observada por microscópio óptico.

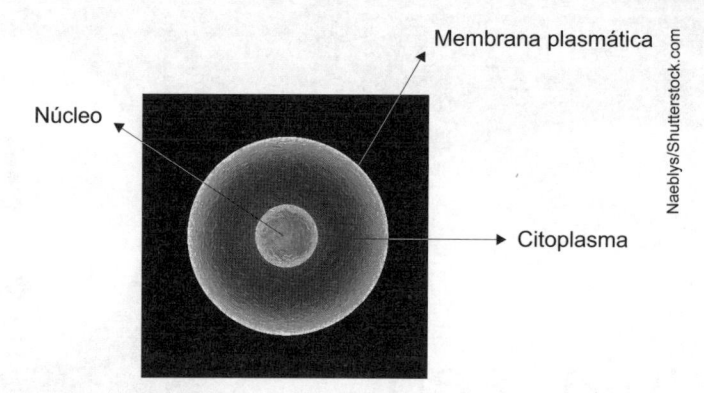

Figura 5.1 - Célula humana vista por um microscópio óptico. Note que o núcleo está separado do citoplasma pela membrana nuclear. Observe a membrana plasmática circundando todo o citoplasma, o que confere isolamento ao meio intracelular.

Tanto o núcleo quanto o citoplasma apresentam uma matriz interna formada de água, eletrólitos, proteínas, lipídios e carboidratos, a qual será responsável por participar, de forma direta e indireta, de inúmeras funções e reações celulares. Por exemplo, nos adipócitos (nome dado às células que armazenam gordura), encontraremos grandes quantidades de lipídios estocados, os quais podem ser utilizados como fonte de energia quando necessário.

5.1.1.1 A membrana plasmática

Como visto, o citoplasma está separado do meio externo pela membrana plasmática, a qual controla a entrada e a saída de substâncias. Tal controle é vantajoso, pois a célula consegue ter maior eficiência em suas reações e manter um ambiente favorável à realização de processos biológicos vitais.

Na Figura 5.2, podemos visualizar a membrana plasmática, constituída por moléculas de proteínas inseridas em uma fina bicamada (duas camadas) de lipídios. A bicamada lipídica é composta por moléculas de fosfolípides (grupos fosfatos [PO_4^-] ligados a caudas lipídicas), o que confere características anfipáticas à molécula, isto é, na mesma molécula, encontramos regiões que são solúveis em água (têm afinidade com a água - [PO_4^-]) e outras insolúveis (não apresentam afinidade - lípides), levando a uma formação organizada e orientada por tais afinidades. Assim, em contato com os meios externo e interno, ficam orientadas as regiões solúveis (grupos fosfatos), e, internamente, as regiões insolúveis (as caudas lipídicas) aproximam-se, ficando alinhadas. Tal formação confere, à célula, prevenção à passagem, mesmo não intencional, de substâncias, permitindo o seu movimento via proteínas.

As moléculas de proteínas inseridas na membrana podem ser encontradas suspensas ou atravessando a membrana (transmembrânicas). As suspensas estão relacionadas com o reconhecimento e a recepção de substâncias externas à célula, por exemplo, reconhecem hormônios ou medicações. As transmembrânicas permitem o transporte e a comunicação entre os meios interno e externo.

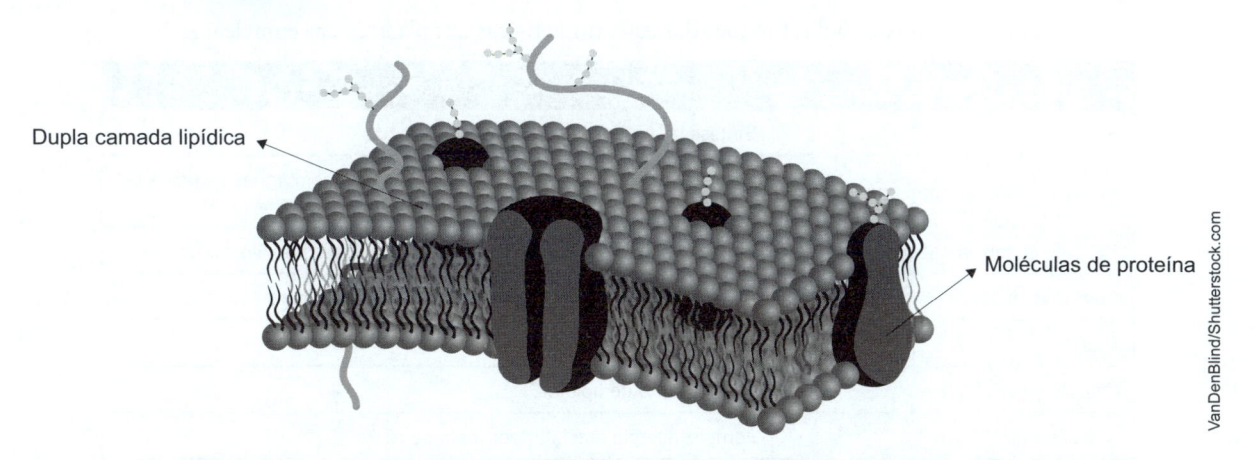

Figura 5.2 - Estrutura da membrana plasmática: dupla camada lipídica com moléculas de proteínas inseridas. A bicamada é formada por fosfolípides, que estão representados por cabeças cinzas (grupo fosfato) com duas caudas (lípides). Note que os fosfolípides se agruparam deixando suas caudas hidrofóbicas internamente e as cabeças hidrofílicas externamente.

5.1.1.2 O citoplasma

A célula não apresenta apenas uma matriz interna, como foi inicialmente visto ao microscópio óptico. No citoplasma encontramos estruturas físicas citoplasmáticas e nucleares, delimitadas por membranas, conhecidas como organelas, e estruturas filamentosas e tubulares, como ilustrado na Figura 5.3. Dentre as organelas, encontramos os ribossomos, o retículo endoplasmático, o complexo de Golgi, os lisossomos, os peroxissomos, os proteossomos e as mitocôndrias, que exercem funções específicas para o funcionamento celular adequado. Na Tabela 5.1 apresentaremos um resumo das funções de cada uma dessas estruturas.

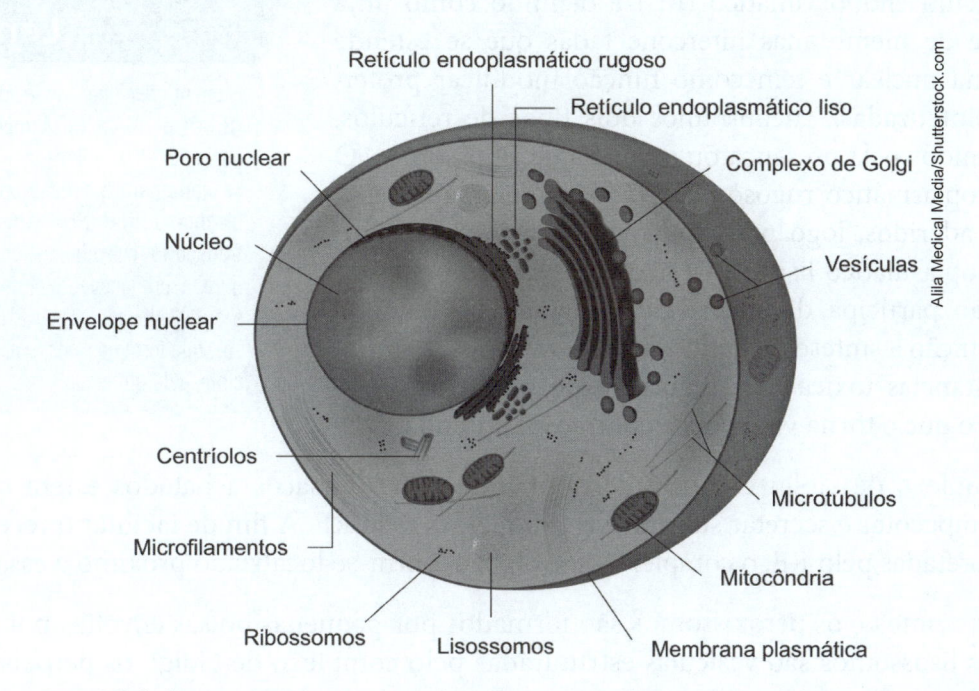

Figura 5.3 - Célula humana. Note a riqueza de estruturas citoplasmáticas e nucleares encontradas.

A Célula, seu Funcionamento e Características Teciduais

Tabela 5.1 - Resumo das funções das estruturas físicas citoplasmáticas e nucleares

Estrutura	Função
Ribossomos	Síntese de proteínas.
Retículo endoplasmático rugoso	Síntese de proteínas para a incorporação em membranas e organelas, bem como para exportação de substâncias.
Retículo endoplasmático liso	Síntese de lipídios, hormônios e remoção de substâncias tóxicas.
Complexo de Golgi	Síntese de novas membranas, secreção de proteínas.
Lisossomos	Digestão celular.
Peroxissomos	Metabolismo de lipídios.
Mitocôndrias	Fornece energia à célula, por meio de ATP.
Proteossomos	Reconhece e degrada as proteínas malformadas e defeituosas.
Estruturas filamentosas e tubulares	Desenvolvimento e manutenção da forma da célula, transporte intracelular e movimento celular.

Os ribossomos são duas pequenas subunidades, formadas por partículas de nucleoproteínas (proteínas e rRNA - RNA ribossômico), unidas por filamentos de mRNA (RNA mensageiro), que sintetizam proteínas para exportação ou para a incorporação em membranas e organelas. Os ribossomos podem estar livres no citoplasma ou ligados ao retículo endoplasmático. Quando livres, atuam na produção de proteínas para o controle celular; quando estão ligados, participam da produção de proteínas que serão secretadas ou estocadas na célula. Um exemplo de armazenamento proteico são os grânulos encontrados nos leucócitos, que serão utilizados, quando necessário, para a defesa do organismo.

O retículo endoplasmático (RE) é definido como uma extensa rede de membranas interconectadas que se estende da membrana nuclear e tem como função modificar proteínas recém-sintetizadas. Encontramos dois tipos de retículos, que são definidos pela presença ou ausência de ribossomos. O retículo endoplasmático rugoso (RER), ou granular, apresenta ribossomos aderidos, logo participa da síntese proteica. Já o retículo endoplasmático liso (REL) não apresenta ribossomos, portanto, não participa da síntese de proteínas; no entanto, tem como função a síntese de lipídios e de hormônios, a remoção de substâncias tóxicas e a regulação do cálcio no meio intracelular, o que o torna vital para a contração muscular.

> **Lembre-se**
>
> Existem três tipos de ácido ribonucleico (RNA): o RNAm (RNA mensageiro), que copia do DNA e leva a informação necessária para a síntese proteica no citoplasma; o RNAt (RNA transportador), que transporta os aminoácidos necessários para a produção da proteína solicitada; e o RNA ribossomal ou RNAr (ribossômico), que forma o ribossomo e participa da síntese de proteínas.

O complexo de Golgi é constituído por uma pilha de sacos achatados e tem como função modificar, empacotar e secretar substâncias produzidas pelo RE. A fim de facilitar o recebimento das vesículas secretadas pelo RE, o complexo de Golgi encontra-se localizado próximo a essa estrutura.

Os lisossomos e os peroxissomos são formados por pequenas bolsas envoltas por membranas. Enquanto os lisossomos são vesículas estruturadas pelo complexo de Golgi, os peroxissomos, além de terem vesículas menores que as dos lisossomos, são formados diretamente do RE. Os lisossomos, por meio de enzimas lisossomais, realizam o papel de digestão intracelular de substâncias extracelulares (por exemplo, patógenos), restos celulares e resíduos de reações, enquanto os peroxissomos estão envolvidos no metabolismo de lipídios e na proteção da célula aos efeitos tóxicos do peróxido de hidrogênio.

O peróxido de hidrogênio é um resíduo tóxico produzido principalmente a partir do oxigênio e de outras substâncias, como o álcool e o cigarro, e sua presença no organismo está vinculada a lesões nas membranas celulares, inativação de enzimas e alterações no DNA. Algumas substâncias (vitamina C, vitamina E e betacaroteno) são conhecidas como antioxidantes e atuam na neutralização desse resíduo tóxico.

Fique de olho!

Inúmeras doenças estão associadas à liberação de enzimas lisossomais. Um exemplo é a gota, que está relacionada ao aumento de ácido úrico sanguíneo e, consequentemente, à elevação de cristais de urato (que não são solúveis em água), os quais serão depositados nas articulações e fagocitados pelas células. No entanto, tais cristais não conseguirão ser digeridos, ficando acumulados e causando lesões físicas aos lisossomos, gerando extravasamento das enzimas lisossomais no citoplasma e provocando a morte da célula, o que, clinicamente, é descrito pelo indivíduo como dor, inchaço e aumento da temperatura local.

Os proteossomos são pequenas organelas presentes no citoplasma e no núcleo que atuam no "controle de qualidade da célula" quebrando proteínas malformadas ou defeituosas; tal processo recebe o nome de proteólise (lise de proteínas).

As mitocôndrias são as principais fontes de energia da célula, pois, na presença do oxigênio e por meio de enzimas, conseguem capturar grande parte da energia dos alimentos e convertê-la em energia celular (ATP - adenosina trifosfato). Sua localização está relacionada a locais com alto consumo energético, e sua quantidade varia de acordo com a necessidade. Um exemplo é o espermatozoide, que, para se locomover pelos batimentos do flagelo, precisa de muita energia (ATP), apresentando assim um alto número de mitocôndrias.

Com relação à sua estrutura, a mitocôndria apresenta duas membranas com diferentes funções e aparências. A externa, que circunda a mitocôndria, além de ser altamente seletiva, é responsável pela passagem de moléculas maiores, e a interna, que apresenta inúmeras projeções ou cristas, contém enzimas responsáveis pela síntese de ATP.

Fique de olho!

As mitocôndrias apresentam mtDNA (DNA mitocondrial) e ribossomos próprios, o que lhes confere uma atividade autorreplicante (que se autorreproduz). Outro fato interessante é que o mtDNA é diferente daquele encontrado no núcleo, pois é herdado exclusivamente da linhagem materna. O mtDNA é responsável pela produção de proteínas utilizadas na estrutura das mitocôndrias e na síntese de ATP.

Alterações nas mitocôndrias estão relacionadas com o desenvolvimento de enfermidades, como esquizofrenia, transtorno bipolar e doenças degenerativas (Parkinson e Alzheimer).

As estruturas tubulares e filamentosas das células são formadas por proteínas, sintetizadas nos ribossomos. Tais estruturas formam uma rede (citoesqueleto) e têm papel na divisão celular, na manutenção da morfologia celular, no transporte intracelular e na motilidade celular. São exemplos de proteínas:

» os filamentos de actina e miosina, responsáveis pela contração muscular;
» a dineína, responsável pelo movimento ciliar e pelo batimento flagelar;
» a cinesina, responsável pelo movimento intracelular de organelas e vesículas.

5.1.1.3 O núcleo

O núcleo é o centro regulador das células; é nele que encontramos a molécula de ácido desoxirribonucleico (DNA), a qual fornece informação para a produção de proteínas, o desenvolvimento e a reprodução celular. O núcleo é envolto por duas membranas chamadas de envelope nuclear, bem como apresenta uma face externa contínua com o RE do citoplasma e inúmeros poros, a fim de controlar o movimento de partículas e de moléculas grandes (macromoléculas).

A molécula de DNA é formada por duas cadeias de açúcares e fosfatos, ligadas por bases nitrogenadas (adenina, citosina, guanina e timina), que se unem em ordem determinada. O DNA encontrado no núcleo está associado a proteínas (cromatinas) que conferem uma organização funcional chamada de cromossomo, representada na Figura 5.4, responsável por carregar todas as informações necessárias para o desenvolvimento e a reprodução celular. O homem apresenta 23 pares de cromossomos, os quais carregam todas as informações do indivíduo, como: cor de olhos, tipo sanguíneo, estatura etc. Gene é a parte funcional do DNA. Na espécie humana, toda a informação genética está contida em apenas 3% de todos os genes.

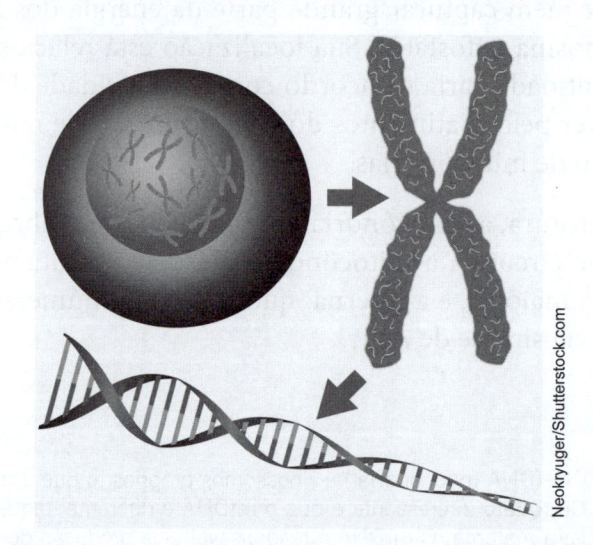

Figura 5.4 - O núcleo e o nucléolo, ressaltando-se a estrutura do cromossomo, que nada mais é que uma forma de organização funcional do DNA para a célula.

No núcleo também encontramos o nucléolo, que não apresenta membrana circundante e é formado por um agregado de RNA e proteínas; sua função é transcrever o rRNA. O ácido ribonucleico (RNA), ao contrário do DNA, é constituído por uma única cadeia de açúcar e fosfato, ligada por bases nitrogenadas (adenina, citosina, guanina e uracila).

5.2 O funcionamento celular

As principais funções de uma célula são: os mecanismos de transporte celular, a ingestão e a secreção de substâncias, a respiração, a comunicação e a reprodução celular. Nas próximas seções, veremos cada uma dessas funções.

5.2.1 Mecanismos de transporte celular

Para iniciarmos tal assunto, devemos deixar claro que a membrana plasmática é semipermeável. Esse fato pode ser claramente compreendido, pois, caso a célula entrasse em equilíbrio com o meio em que se encontra, ela entraria em colapso e morreria. Logo, o que a torna "permeável" ou "impermeável" a uma determinada substância é o tamanho desta e dos poros/canais existentes.

Canais e poros, por criarem internamente um canal aquoso, permitem, por meio da difusão, a movimentação de moléculas e íons sempre na direção de menor concentração, independentemente de o fluxo ser do intracelular para o extracelular ou vice-versa. Seu fluxo fica determinado pelo tamanho e pela carga da substância e pode ser fechado ou aberto por vários mecanismos celulares. Relembramos que difusão é a passagem de moléculas do local de maior concentração para o de menor concentração, visando ao equilíbrio.

> **Fique de olho!**
>
> Para que a célula controle o seu ambiente interno (intracelular), evitando alterações de pressão em virtude de expansão ou contração pela distribuição indevida de água, encontramos canais seletivos para água, chamados de aquaporinas, os quais permitem, em velocidade adequada, a translocação de água para a célula. Salientamos que a difusão de água pela membrana ocorre, mas de modo muito lentificado, não atendendo à demanda celular.

Já os transportadores "aceleram" a passagem de uma molécula ou íon, ligando-se a essas substâncias e movendo-as fisicamente através da membrana plasmática. Por ligarem-se fisicamente, os transportadores são específicos para cada substância e podem ser afetados por substâncias similares (aquelas que apresentam sua estrutura física equivalente à da substância transportada, passando-se por ela e comprometendo, assim, o seu transporte) ou por substâncias que impeçam, por outros meios, a ligação, por exemplo, mudando a estrutura física do local de ligação. Os transportadores que movem suas substâncias a favor do gradiente de concentração, ou seja, do local mais concentrado para o menos concentrado, fazem transporte passivo. Já aqueles que movem substâncias contra o gradiente de concentração (do meio menos concentrado para o mais concentrado) realizam transporte ativo, pois necessitarão de energia.

5.2.2 Ingestão celular - endocitose

Impossibilitadas de utilizar os mecanismos descritos na seção anterior, as macromoléculas e as grandes partículas, para entrar na célula, utilizarão a endocitose, que é a ingestão celular. As formas de endocitose são a pinocitose e a fagocitose, ilustradas na Figura 5.5 e descritas logo a seguir.

» Pinocitose é o processo de ingestão de macromoléculas (por exemplo, proteínas), dependente de energia. Ocorre por meio de invaginação da membrana plasmática à macromolécula e posterior formação de vesícula pinocítica com o conteúdo no citoplasma.

» Fagocitose também é um processo de ingestão, no entanto, esta é de grandes partículas (por exemplo, bactérias), por meio da formação de prolongamentos citoplasmáticos (pseudópodes) que envolvem a partícula, englobando-a e absorvendo-a ao citoplasma via vesícula fagocítica.

5.2.3 Secreção celular - exocitose

A secreção celular ou exocitose, mostrada na Figura 5.5, é o processo no qual a célula elimina resíduos provenientes da degradação de vesículas (pinocíticas e/ou fagocíticas) pela ação das enzimas digestivas contidas nos lisossomos. Para que a degradação ocorra, logo após a formação da vesícula no citoplasma, o complexo de Golgi libera lisossomos que irão se fundir com a vesícula endocitada, formando uma nova vesícula que receberá o nome de digestiva. Após a atuação das enzimas nas macromoléculas ou nas grandes partículas, as moléculas menores, provenientes do processo digestivo, irão difundir-se para o citoplasma através da membrana da vesícula digestiva. As substâncias que não sofreram digestão permanecem na vesícula (agora chamada de corpo residual), passando pela exocitose.

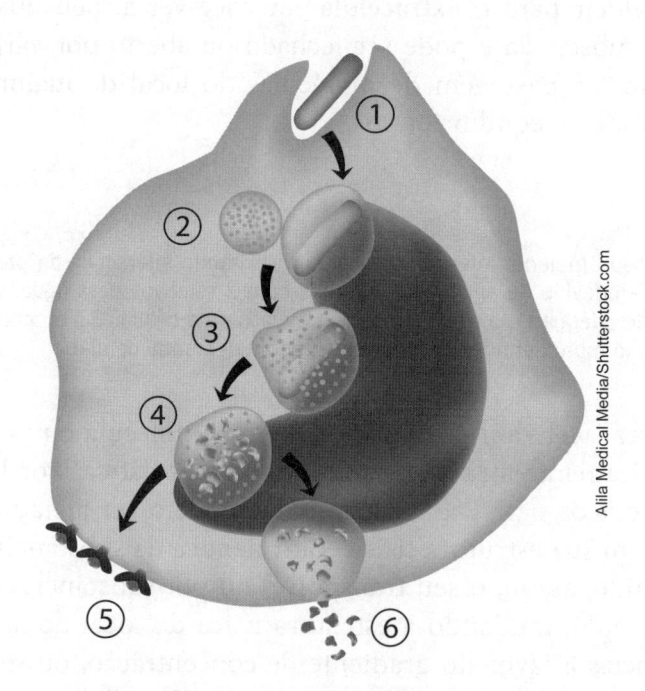

Figura 5.5 - Célula fagocitando uma substância (antígeno). No esquema, em:
1- a célula engloba o material por meio de pseudópodes;
2 - ocorrerá a fusão do lisossomo com a vesícula fagocitada;
3 - as enzimas lisossomais irão quebrar a substância em pequenos fragmentos;
4 - os pequenos fragmentos passarão para o citoplasma;
5 - os fragmentos absorvidos pelo citoplasma atuarão na célula, exercendo funções específicas
(os fragmentos absorvidos pela célula, no caso, antígenos, serão expressos na membrana celular, para defesa);
6 - os detritos da digestão serão eliminados via exocitose.

5.2.4 Respiração celular

Como discutido anteriormente, é na mitocôndria que - na presença de oxigênio (aeróbico) - ocorrem a captação da energia proveniente dos alimentos e sua conversão em ATP. Contudo, algumas condições podem levar o indivíduo a apresentar disponibilidade ausente ou reduzida de oxigênio, acarretando, na célula, a conversão de ATP na ausência do oxigênio (anaeróbico), o que implica a formação de ácido láctico e um baixo rendimento energético. Para se ter ideia do ganho energético envolvido, enquanto, a partir de uma molécula de glicose, em condições aeróbicas, há um rendimento de 32 ATP, em condições anaeróbicas, o rendimento será de apenas 2 ATP.

5.2.5 Comunicação celular

Para que as células presentes no organismo tenham comunicação, a fim de controlar e coordenar funções e o seu desenvolvimento, criaram-se vários mecanismos ou sinalizações que lhes conferem tal capacidade.

- » Sinalização autócrina: a célula libera substâncias no meio extracelular que atuarão na sua própria atividade.
- » Sinalização parácrina: a célula libera substâncias no meio extracelular que atuarão na atividade de células vizinhas, sem a utilização da circulação sanguínea.
- » Sinalização endócrina: a célula libera determinada substância (hormônio) na corrente sanguínea que afetará células distintas do organismo.
- » Sinalização sináptica: ocorre no sistema nervoso central, por meio da liberação de neurotransmissores (substâncias químicas).

5.2.6 Reprodução celular

O ciclo de vida de uma célula é chamado de ciclo celular e é dividido em cinco fases distintas e contínuas: G_0, G_1, S, G_2 e M, conforme a Figura 5.6. A fase G_0 é aquela em que a célula está inativa; G_1 é a fase em que a célula começa a preparar-se para a divisão celular ou reprodução, aumentando suas estruturas citoplasmáticas e nucleares; S é a fase de síntese ou duplicação do DNA; G_2 é uma fase semelhante à G_1; e M é a fase em que ocorre a mitose, ou seja, a divisão da célula em duas novas células-filhas. Juntas, G_1, S e G_2 são conhecidas como interfase e correspondem à maior parte do tempo do ciclo de vida celular. Frações aumentadas de células em mitose, na maior parte do tempo ou na fase S, são um indicativo de câncer.

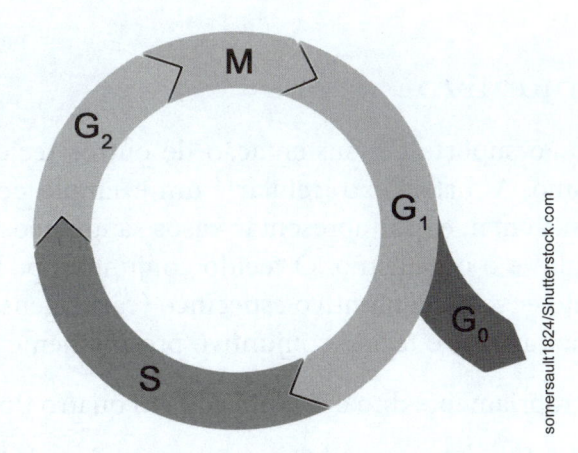

Figura 5.6 - Ciclo celular. Repare que as cinco fases são distintas. Veja que a fase G_0, por ser de inatividade celular, foi representada fora do ciclo; as demais estão contínuas uma às outras. Observe que a célula passa a maior parte do tempo em interfase.

5.3 Características teciduais

Os tecidos são grupos de células com características específicas, que apresentam funções comuns ou similares. Existem quatro tipos básicos de tecido: epitelial, conjuntivo, muscular e nervoso.

5.3.1 Tecido epitelial

O tecido epitelial está presente nas superfícies externa e interna do corpo, sendo encontrado, por exemplo, no revestimento dos vasos sanguíneos (endotélio) e do trato urinário. Está envolvido na absorção e na secreção de substâncias por meio de glândulas e na captação de estímulos sensoriais (paladar, tato, audição e visão). As superfícies das células do tecido epitelial apresentam características constantes; assim, todas as células epiteliais têm uma superfície livre (a qual estará sempre direcionada ao exterior), uma superfície ancorada a uma membrana basal (serve de ancoragem para a célula) e superfícies laterais, que estarão sempre muito próximas uma das outras e unidas por moléculas de aderência. Essas moléculas conferirão às células maior resistência e aderência celular. O tecido epitelial é avascular (não apresenta vasos sanguíneos em seu interior). É dividido em dois tipos: o epitélio de revestimento e o epitélio glandular.

O epitélio de revestimento recobre as superfícies externa e interna do corpo, podendo ser classificado em três tipos - simples, estratificado e pseudoestratificado -, de acordo com o número de camadas existentes. O epitélio simples é constituído por uma única camada celular ancorada em uma membrana basal. O estratificado apresenta duas ou mais camadas de células, e apenas a camada mais profunda está ancorada na membrana basal. O pseudoestratificado é um epitélio simples, que possui células de diferentes alturas, no qual todas as células estão em contato com a membrana basal.

O epitélio glandular possui células que produzem e secretam diversas substâncias e são classificadas como exócrinas (por exemplo: glândulas sudoríparas e glândulas mamárias), quando possuem um duto que elimina a secreção, e endócrinas (por exemplo: a insulina produzida pelo pâncreas), quando não possuem duto e produzem secreções (hormônios) que passam diretamente para a corrente sanguínea. Há um terceiro tipo de glândula, chamada de mista, que apresenta porções endócrinas e exócrinas, por exemplo, o pâncreas, que produz, respectivamente, a insulina e o suco pancreático.

5.3.2 O tecido conjuntivo

Por estar relacionado ao suporte e à sustentação de outros tecidos, o tecido conjuntivo é o mais abundante do organismo. A matriz extracelular é um exemplo de tecido conjuntivo; sua função é conectar, preencher, sustentar, e, por apresentar vasos sanguíneos e linfáticos, permite a troca de substâncias entre as células e o organismo. O tecido conjuntivo pode ser classificado em tecido conjuntivo propriamente dito e tecido conjuntivo específico (cartilagens, ossos e células sanguíneas). Neste capítulo, descreveremos apenas o tecido conjuntivo propriamente dito.

O tecido conjuntivo propriamente dito é classificado em quatro tipos:

» Frouxo ou areolar: formado por células produtoras de substâncias fibrosas e gelatinosas (fibras colágeno, elastina e reticulares), esse tecido apresenta característica fluida; portanto, como o próprio nome diz, é "frouxo". Possui pouca matriz extracelular e inúmeros tipos celulares: células mesenquimais, fibroblastos, macrófagos, mastócitos, plasmócitos, leucócitos e células adiposas. É encontrado envolvendo órgãos e glândulas, em ligamentos e tendões, cápsulas e envoltórios, e dando sustentação a vasos e nervos.

» Adiposo: formado por células denominadas de adiposas que apresentam em seu citoplasma grandes quantidades de gordura armazenada. Está relacionado à forma do corpo e ao isolamento térmico.

» Reticular: contém inúmeras fibras reticulares que formam uma rede tridimensional (malha), a qual suporta células livres. O tecido reticular forma os órgãos linfoides e hematopoiéticos (produtores de células sanguíneas).

» Denso: ao contrário do tecido conjuntivo frouxo, possui em sua constituição muita matriz extracelular e poucos tipos celulares (predomínio de fibroblastos). Sua matriz é formada de inúmeras fibras colágenas de diferentes espessuras, conferindo ao tecido forte resistência contra trações e pressões mecânicas. Pode ser encontrado em cápsulas fibrosas de órgãos, tendões, ligamentos etc.

Fique de olho!

A obesidade, doença mundialmente conhecida, é originária do acúmulo de lipídios nas células adiposas. Tal acúmulo é resultante do aumento do tamanho das células e também da abundante quantidade de células adiposas que um indivíduo pode ter. Essa abundância de células decorre de uma proliferação celular excessiva, estimulada pelo excesso de alimentação nos cinco primeiros anos de vida e logo após a puberdade.

5.3.3 O tecido muscular

O tecido muscular, cuja principal função é o movimento, é formado por células alongadas e contráteis, que recebem o nome de fibras musculares. O tecido muscular é formado por três tipos: esquelético, cardíaco e muscular liso, de acordo com a Figura 5.7. Todos os tecidos apresentam características morfológicas e funcionais próprias, no entanto, têm em comum grande quantidade de proteínas contráteis (realizam contração) em seu citoplasma e capacidade de gerar movimento quando contraídos. Ao contrário dos tecidos esquelético e cardíaco, que não realizam mitose, o tecido muscular liso pode proliferar-se e ter atividade mitótica, como é o caso do útero durante a gravidez.

Fique de olho!

A proliferação do músculo estriado cardíaco ocorre somente até os primeiros anos de vida. Na fase adulta, se o indivíduo sofrer alguma lesão cardíaca, como um infarto agudo do miocárdio, suas células cardíacas não entrarão no ciclo celular, gerando a morte destas.

Os tecidos musculares esquelético e cardíaco apresentam suas fibras (actina e miosina) organizadas em forma de bandas ou estriações transversais quando vistas ao microscópio, o que chamamos de tecido muscular estriado. Já o tecido muscular liso não apresenta estriações transversais e, portanto, é chamado apenas de liso.

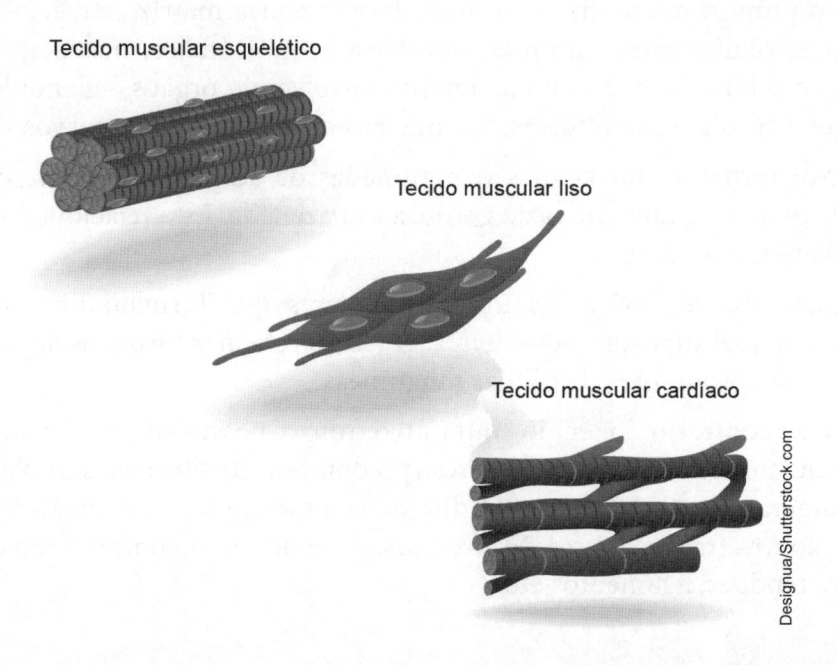

Figura 5.7 - Características histológicas dos tecidos musculares. Note os três tipos de tecidos musculares: a estrutura do tecido muscular esquelético, agrupado em feixes musculares; o tecido muscular liso, com células alongadas; e o muscular cardíaco, com suas células ramificadas.

Assim, temos:

» tecido muscular estriado esquelético: mais abundante no corpo; o termo "esquelético" relaciona-se à sua localização - constitui a musculatura ligada aos ossos, salvo os músculos da pele (mímica, lábios etc.); apresenta contração voluntária e rápida; suas células são grandes, multinucleadas e alongadas, com numerosas mitocôndrias e REL bem desenvolvido;

» tecido muscular estriado cardíaco: de contração involuntária (a atividade surge espontaneamente); presente no músculo do coração e também na porção inicial da aorta; apresenta células ramificadas que, quando comparadas com as do tecido esquelético, são mais curtas e finas; as células do tecido cardíaco possuem moléculas de aderência, impedindo a separação das células durante os batimentos cardíacos, o que sincroniza a contração celular;

» tecido muscular liso: apresenta células alongadas; contração involuntária e lenta (atividade surge espontaneamente); presente na íris, nas paredes dos vasos sanguíneos e nos órgãos e tubos ocos, como estômago e intestinos.

5.3.4 O tecido nervoso

O tecido nervoso é formado por dois tipos principais de células: os neurônios e as células da glia ou neuróglia.

Os neurônios, mostrados na Figura 5.8, são as células responsáveis por receber e transmitir os impulsos nervosos. São constituídos por um corpo celular (em que se situam o núcleo e o citoplasma) e por prolongamentos. Existem dois tipos de prolongamentos: os dendritos, curtos e ramificados, que recebem os estímulos nervosos; e o axônio, prolongamento único que se ramifica apenas na sua extremidade, onde estabelece as sinapses que são pequenos espaços existentes entre o axônio e a superfície de uma célula. É na sinapse que o impulso nervoso deixa o neurônio, provocando a liberação de neurotransmissores.

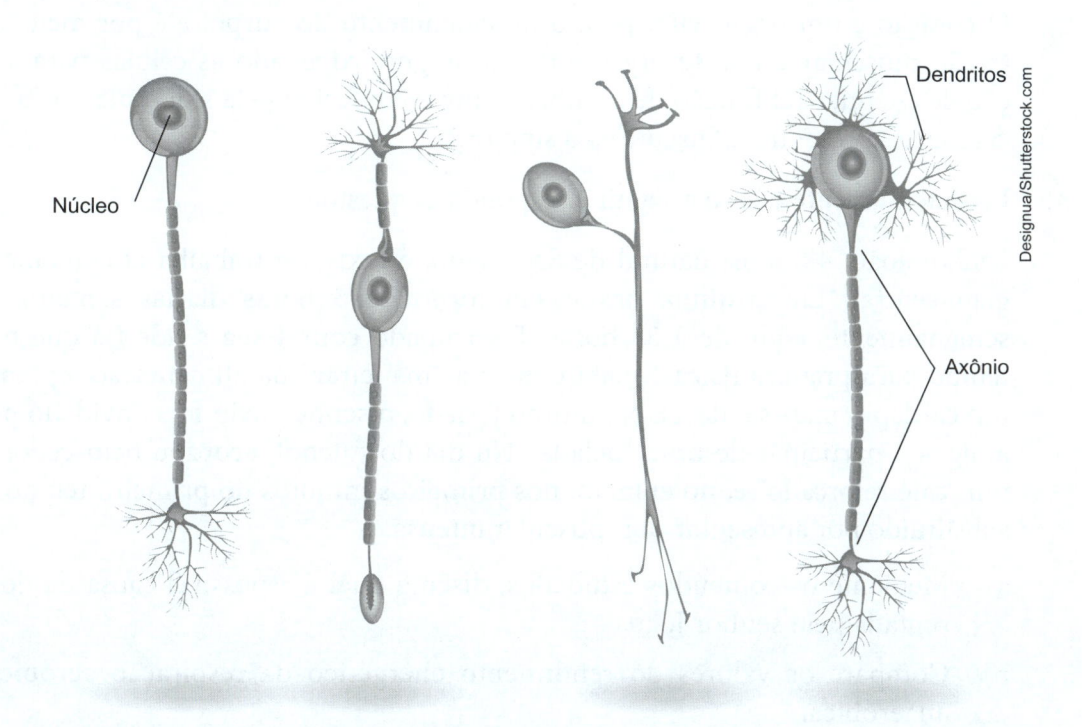

Figura 5.8 - Diferentes tipos de neurônios encontrados no corpo humano. Note que todos apresentam corpo celular (núcleo), dendritos e axônios. Os dendritos são os prolongamentos ramificados e os axônios, caracterizados pelos prolongamentos únicos.

As células da glia (ou neuróglia) são pequenas, numerosas e encontradas ao redor dos neurônios. Sua função está associada ao suporte e à nutrição dos neurônios, ao reparo do tecido nervoso, ao isolamento e à proteção.

Vamos recapitular?

Foram descritas, neste capítulo, as características e funções das estruturas presentes no citoplasma e no núcleo celular, os principais mecanismos de funcionamento celular e uma revisão dos quatro tipos de tecidos. Correlacionamos o conteúdo ministrado com a clínica cotidiana, para melhor compreensão e valorização do tema abordado.

Agora é com você!

1) Por que encontramos, no tecido muscular esquelético, elevada presença de mitocôndrias?

2) O coração é um órgão vital para o funcionamento do corpo, e é por meio da contração muscular que esse órgão envia o sangue oxigenado às células para a obtenção de energia. Tal função de bombeamento é conferida pela sincronia que as células cardíacas apresentam. Discuta essa sincronia.

3) Leia atentamente o caso a seguir e responda às questões:

Senhor João, 48 anos, natural de São Paulo, é taxista e trabalha atualmente na região central. Ele costuma passar em torno de 5 horas diárias sentado, o que, semanalmente, equivale a 35 horas. Preocupado com a sua saúde (já que não tem tempo para práticas físicas), habituou-se a "maneirar" na alimentação, optando por um cardápio mais saudável. No último feriado, o senhor João foi convidado por seus amigos a participar de uma "pelada". No dia do futebol, acordou bem cedo, tomou um "café reforçado" e, no entanto, nos primeiros minutos do primeiro tempo, ele foi substituído por apresentar dor muscular intensa.

a) Mediante os conteúdos estudados, discuta qual é a possível causa da dor apresentada pelo senhor João.

b) Compare os valores do rendimento energético da respiração aeróbica e da anaeróbica.

4) Comparando a célula com uma indústria e as estruturas citoplasmáticas com os seus setores, relacione (em seu caderno) na coluna B os correspondentes mais adequados às funções das estruturas celulares descritas na coluna A.

Tabela 5.2 - Estruturas celulares e indústria

Coluna A Estruturas celulares	Coluna B Indústria
1) Retículo endoplasmático	Refeitório
2) Complexo de Golgi	Linha de produção
3) Mitocôndrias	Setor de exportação
4) Proteossomos	Setor de transporte
5) Estruturas filamentosas e tubulares	Setor de manutenção

Estado e Necessidade Nutricional

Para começar

Este capítulo tem por objetivo explicar o que é o estado nutricional e quais são as necessidades nutricionais de um indivíduo.

Para tanto, serão discutidos os conceitos de metabolismo, macronutrientes e micronutrientes, bem como as recomendações nutricionais, além de uma breve explanação sobre avaliação nutricional.

6.1 O metabolismo

No Capítulo 5 foram discutidos os principais mecanismos de funcionamento celular e revisados os quatro tipos de tecidos. Para o funcionamento adequado de tais estruturas, e para que o organismo possa desempenhar suas inúmeras atividades, é necessário que muitos dos alimentos que ingerimos sejam convertidos em ATP (energia química). A essa conversão damos o nome de metabolismo.

O metabolismo pode ser dividido em duas partes: anabolismo e catabolismo. No anabolismo, o corpo gasta energia (ATP) para a construção de constituintes celulares, enquanto no catabolismo, ele quebra moléculas grandes, que são absorvidas durante a alimentação, em moléculas passíveis de serem utilizadas na produção de ATP.

O metabolismo energético é a quantidade total de energia necessária para um organismo realizar suas atividades. Outro conceito importante é a taxa de metabolismo basal, definida como a quantidade energética utilizada por um organismo em repouso (sem alterações de temperatura do ambiente e sem ter se alimentado previamente).

Cada alimento ingerido durante uma refeição apresentará um valor energético, que normalmente é descrito em calorias ou quilocalorias, ou seja, quando lemos em um rótulo que um alimento fornece sete calorias, entende-se 7 kcal (quilocalorias). Enquanto os macronutrientes (carboidratos - 4 kcal, proteínas - 4 kcal e gorduras - 9 kcal) são os mais calóricos, os micronutrientes (vitaminas e minerais), embora não sejam fontes de energia, são necessários para as reações energéticas.

Os principais fatores que influenciam o gasto energético são: a área de superfície de um indivíduo, a idade, o gênero e o nível de atividade.

» A área da superfície está relacionada com a manutenção da temperatura corporal; assim, quanto maior a área da superfície corporal apresentada, maior será o gasto energético necessário para a manutenção da temperatura.

» A idade é influenciada pela necessidade, ou não, de crescimento e pela quantidade de massa muscular. Crianças e bebês, por estarem em franco crescimento, apresentam alto consumo energético; já adultos, em razão do processo de envelhecimento, apresentam, a cada década de vida, substituição da massa muscular magra por gordura e água, resultando em uma diminuição de 2% na taxa de metabolismo basal.

» O gênero é decorrente da influência da ação hormonal sobre o metabolismo, fazendo com que as mulheres tenham um metabolismo mais lento, se comparadas aos homens.

» O nível de atividade física aumenta a taxa de metabolismo basal quando tal atividade é realizada de forma regular e com frequência de 3 a 5 vezes por semana, independentemente da realização de atividades aeróbicas; já o nível de atividade celular está relacionado a estados que levam o organismo a um intenso catabolismo, como é o caso de indivíduos que têm grandes partes de seu corpo queimadas e necessitam produzir inúmeros tipos celulares.

Fique de olho!

Casos de inanição ou jejuns prolongados fazem com que o organismo diminua em até 50% seu metabolismo basal, a fim de garantir sua sobrevivência.

6.1.1 Armazenamento de energia

A maior parte da energia corporal está armazenada no tecido adiposo. Como visto no Capítulo 5, as células adiposas são responsáveis por captar, sintetizar, mobilizar e armazenar no seu núcleo grandes quantidades de lipídios, além de participarem, por exemplo, da regulação da fome. As células adiposas podem ser encontradas isoladas ou em pequenos grupos, dando forma a órgãos, isolando-os e acolchoando-os.

O fígado é um órgão que pode armazenar pequenas quantidades de lipídios, os quais, em grandes quantidades, podem interferir no funcionamento normal do órgão, provocando uma doença conhecida como esteatose ou, popularmente, fígado gorduroso.

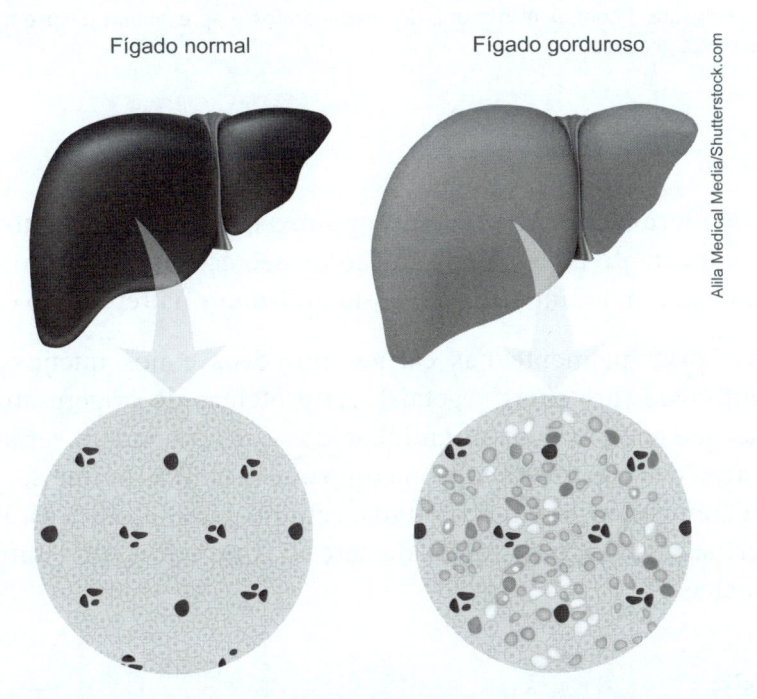

Figura 6.1 - A esteatose é o acumulo de gordura nas células do fígado. Esse acúmulo impedirá o funcionamento adequado das células hepáticas, causando repercussão em todo o organismo. Note que o acúmulo de gordura também alterará as características do órgão.

6.2 Macronutrientes

6.2.1 Carboidratos

Os carboidratos (amidos, açúcares) são os principais fornecedores de energia, justamente por serem os macronutrientes que mais rapidamente se transformam em glicose, principal combustível do cérebro e de algumas células especializadas, o que fez o corpo desenvolver meios para a manutenção desse suprimento.

Muitas pessoas pensam que o ato de não consumir açúcar se relaciona apenas à não adição deste na alimentação; no entanto, enganam-se, pois o açúcar pode estar naturalmente presente nos alimentos.

De acordo com a estrutura química, os carboidratos podem ser classificados em simples ou complexos. Os carboidratos simples (glicose, frutose, sacarose e lactose) são formados por açúcares simples e, portanto, são de fácil digestão e absorção. Já os carboidratos complexos (amido, cereais, tubérculos e leguminosas) são formados por complexas cadeias de açúcares e são mais difíceis de serem digeridos; portanto, apresentam absorção prolongada.

> **Fique de olho!**
>
> A população em geral considera carboidratos apenas os alimentos classificados como "doces". Esclarecer esse equívoco é de extrema importância, pois a maior parte das pessoas com restrição a carboidratos não sabe que cereais, tubérculos e leguminosas ("alimentos salgados") compõem o grupo dos carboidratos e apresentam glicose em sua composição, sendo capazes de aumentar os níveis glicêmicos.

6.2.2 Proteínas

As proteínas estão localizadas no plasma sanguíneo e são o componente estrutural de todas as células. Apresentam importante papel na produção de secreções e de alguns hormônios. Também são fontes calóricas e fornecem aminoácidos, que são utilizados na reposição de proteínas do corpo.

São encontradas principalmente nas carnes, nos ovos e nos queijos (proteínas de origem animal) ou nas leguminosas (proteínas vegetais). As proteínas de origem animal são de alto valor biológico, pois é nelas que encontramos os aminoácidos que não podem ser sintetizados pelo corpo (essenciais). As proteínas de origem vegetal, em comparação com as animais, apresentam baixo valor biológico, pois frequentemente não têm um ou mais aminoácidos essenciais. Pessoas que optam por seguir dietas vegetarianas, para não sofrerem de carências proteicas, precisam ter complementação de aminoácidos essenciais.

6.2.3 Gorduras

As gorduras (lipídios) apresentam inúmeras funções biológicas: tornam possível a solubilização de substâncias hidrofóbicas nos fluidos corporais; mantêm os alvéolos pulmonares livres de se "fecharem", por meio da produção de surfactante; são utilizadas como constituintes de membranas; formam hormônios; e são utilizadas diretamente por muitos tecidos como fonte de energia. É importante salientarmos que as gorduras são altamente energéticas e, portanto, calóricas. Existem algumas gorduras (ácidos graxos linoleico e linolênico) consideradas essenciais para a dieta de um indivíduo, que necessitam ser obtidas a partir dos nutrientes.

A maioria dos lipídios contém ácidos graxos ou é derivada destes. Os ácidos graxos estão distribuídos em saturados, monoinsaturados e poli-insaturados. Os ácidos graxos saturados são provenientes das gorduras de origem animal e devem ser consumidos com moderação, pois podem causar danos à saúde. Já os ácidos graxos monoinsaturados (presentes no azeite de oliva e nos óleos de canola, girassol ou amendoim) e os poli-insaturados (encontrados em peixes, sementes de linhaça e óleo de soja) auxiliam de forma positiva na saúde de um indivíduo.

6.2.4 Fibras

As fibras alimentares fazem parte dos nutrientes que não podem ser quebrados por enzimas digestivas, portanto, não há absorção pelo organismo, sendo eliminadas nas fezes. São importantes na prevenção de doenças relacionadas ao sistema digestório, atuando também na formação do conteúdo fecal.

Encontram-se nos alimentos de origem vegetal, como trigo, frutas, aveia e legumes; e são classificadas em insolúveis ou solúveis. A celulose, a hemicelulose e a lignina, encontradas no farelo de trigo, em cereais não refinados, no trigo integral e na parte lenhosa dos vegetais, são insolúveis, atuando na retenção de água (aumentam o volume das fezes) e no aumento do trânsito intestinal. Pectinas e gomas, presentes em frutas, feijões secos e aveia, são classificadas como solúveis e atuam diminuindo a velocidade de esvaziamento gástrico.

> **Amplie seus conhecimentos**
>
> Na publicação *Estimativa 2014: incidência de câncer no Brasil*, o Instituto Nacional do Câncer (Inca), em conjunto com o Ministério da Saúde (MS), informou que o câncer colorretal (tumores que acometem o cólon e o reto) é o terceiro câncer de maior incidência no país. Segundo previsões para 2014, acometerá 33 mil brasileiros.
>
> Os fatores de risco do câncer colorretal estão relacionados à alimentação inadequada, pobre em frutas e verduras; ao envelhecimento; ao histórico familiar desse tipo de câncer; e à presença de sobrepeso/obesidade.
>
> INCA. INCA e Ministério da Saúde apresentam estimativas de câncer para 2014. 27 nov. 2013. Disponível em: <http://www2.inca.gov.br/wps/wcm/connect/agencianoticias/site/home/noticias/2013/inca_ministerio_saude_apresentam_estimativas_cancer_2014>. Acesso em: 2 jan. 2014.

6.3 Micronutrientes

Os micronutrientes são muito importantes, pois estão envolvidos em quase todas as reações metabólicas do organismo. Fazem parte desse grupo as vitaminas e os minerais, que são necessários em quantidades pequenas; no entanto, para conseguirmos atingir as necessidades diárias recomendadas, precisamos ter uma alimentação nutritiva, proveniente de várias fontes.

As vitaminas podem ser classificadas em hidrossolúveis (complexo B, ácido fólico e vitamina C) ou lipossolúveis (vitaminas A, D, E e K). Suas funções estão envolvidas nas reações metabólicas e na imunidade. As vitaminas hidrossolúveis ou solúveis em água são facilmente eliminadas pelo corpo, portanto, sua ingestão inadequada pode causar diversas deficiências. Clinicamente, indivíduos com deficiência em vitaminas hidrossolúveis apresentam doenças de pele, diarreia e rachadura nos cantos dos lábios com presença de pus, denominada queilite; assim, dificilmente teremos intoxicação por essas vitaminas. As vitaminas lipossolúveis, por outro lado, facilmente levam à intoxicação e, por serem dificilmente eliminadas do organismo, necessitam de consumo controlado. São encontradas em vegetais verdes e amarelos, no fígado, na gema de ovo, nos peixes de água salgada, na manteiga e no leite integral.

Os minerais (cálcio, ferro, sódio, potássio, magnésio, zinco, selênio, entre outros) constam das funções celulares e estão envolvidos na propagação de impulsos nervosos, bem como na contração dos músculos cardíaco e esquelético. Assim, a deficiência em cálcio está relacionada a um maior risco de o indivíduo desenvolver osteoporose; a deficiência de ferro causa anemia e baixa imunidade; e a deficiência em zinco gera, em crianças, crescimento lento e atraso no desenvolvimento sexual. Inversamente, o excesso de ferro pode levar à hemocromatose (deposição aumentada de ferro em tecidos, causando alterações no coração, no fígado e no pâncreas).

> **Amplie seus conhecimentos**
>
> Com o advento do *fast-food* e a introdução maciça de alimentos ultraprocessados no cardápio populacional, muitos indivíduos (desde crianças até idosos) têm apresentado deficiências nutricionais importantes, com impacto significativo em sua saúde. A maior adesão de parte da população ao consumo desse tipo de alimento (que apresenta alta densidade calórica e baixa densidade nutritiva), decorre, principalmente, do controle crescente de empresas multinacionais sobre o ramo alimentício, as quais, visando ao lucro, investem fortemente na produção, na propaganda e no comércio desses produtos.
>
> Diante da gravidade da situação, órgãos governamentais de todo o mundo têm apresentado soluções para minimizar pontos críticos. Um exemplo é a recomendação do Conselho Nacional de Segurança Alimentar e Nutricional (Consea) que, considerando o excesso de peso em adolescentes e crianças, o aumento da incidência de doenças crônicas não transmissíveis e o gasto econômico, recomendou à Agência Nacional de Vigilância Sanitária (Anvisa) a alteração nos rótulos dos alimentos, de modo a facilitar a compreensão da população quanto aos riscos ou benefícios de determinados produtos.
>
> Fonte: Recomendação do Consea nº 007/2013.

6.4 Recomendações nutricionais

6.4.1 Aspectos gerais

Com base em estudos do perfil populacional, os Estados Unidos, desde 1977, têm se preocupado com a qualidade da alimentação de sua população. Essa preocupação gerou uma série de recomendações para uma dieta ideal e, atualmente, o Departamento de Agricultura dos Estados Unidos (USDA) vem publicando recomendações para a população. De modo geral, baseiam-se na redução do sal e das gorduras, no consumo limitado de alimentos refinados e moderado de álcool; na prevenção e/ou na redução do sobrepeso e da obesidade; no controle de calorias de acordo com as necessidades individuais; e no aumento da atividade física e na diminuição das atividades sedentárias.

No Brasil, em decorrência do crescente número de doenças associadas à má alimentação, à fome e à obesidade, em 1999 foi aprovada a Política Nacional de Alimentação e Nutrição (PNAN), que passou por reformulações e atualmente busca, por meio de um conjunto de políticas públicas, garantir o acesso aos alimentos, promover alimentação saudável e a vigilância sanitária, alimentar e nutricional, além de controlar distúrbios e deficiências nutricionais. Constam de suas ações:

» a promoção do aleitamento materno e a alimentação complementar para crianças menores de 2 anos;

» o Programa Saúde na Escola (que visa, entre outros compromissos, às ações de segurança alimentar e promoção da alimentação saudável);

» o Plano de Ações Cantinas Saudáveis (ações voltadas para a promoção da alimentação saudável nas escolas privadas);

» a Estratégia Nacional de Redução do Consumo de Sódio (que conta com a participação de indústrias alimentícias e supermercados);

- » a Ação Brasil Carinhoso (a qual previne as principais carências nutricionais por meio da suplementação de ferro, vitamina A e micronutrientes);
- » o Programa Academia da Saúde e a publicação do Guia Alimentar para a População Brasileira.

6.4.2 Recomendações nutricionais para a população brasileira

O Guia Alimentar para a População Brasileira estabelece sete diretrizes práticas de como o indivíduo pode ter uma alimentação adequada. Descreveremos as recomendações do guia para servirem de sugestões de como os profissionais de saúde podem abordar o tema, garantindo melhor compreensão e adesão do indivíduo às práticas saudáveis.

- » Primeira diretriz: estipula a quantidade diária de, pelo menos, três refeições por dia, evitando jejum prolongado ou a substituição de refeições por lanches ou sucos; enfatiza a importância de fazer uma refeição colorida e variada, com alimentos de origem vegetal e animal em sua constituição; orienta a diminuição no consumo de frituras, gorduras, açúcares e sal por meio de escolhas mais saudáveis; estabelece o aleitamento materno infantil exclusivamente até os 6 meses e, depois, de forma complementar, até os 2 anos ou mais.
- » Segunda diretriz: estabelece o consumo diário de seis porções de cereais (arroz, milho e trigo - de preferência, integral), tubérculos (batatas) e raízes (mandioca).
- » Terceira diretriz: orienta o consumo diário de pelo menos três porções de frutas em sobremesas ou lanches e três porções de legumes ou verduras nas refeições, totalizando 400 gramas por dia; incentiva o consumo variado desses alimentos no decorrer da semana e de acordo com sua disponibilidade regional e sazonal.
- » Quarta diretriz: orienta o consumo diário de uma porção de feijão para duas porções de arroz ao dia; incentiva a variação no preparo e no tipo de feijão utilizado; recomenda o uso de soja, grão-de-bico, ervilha-seca, lentilha e fava.
- » Quinta diretriz: orienta o consumo de uma porção de carnes, peixes ou ovos e três porções diárias de leite e derivados com menores quantidades de gordura, exceto para crianças, adolescentes e gestantes, que deverão consumir leite e derivados na forma integral; incentiva o consumo de miúdos e vísceras pelo menos uma vez por semana e desaconselha o uso de bacalhau, carne-seca, charque e embutidos (salsicha, linguiça, presunto etc.), por conterem muito sal.
- » Sexta diretriz: orienta a redução de alimentos e bebidas que tenham elevadas quantidades de açúcares e sal (para isso, o consumidor, na hora da compra, necessita criar o hábito de consultar a tabela nutricional, verificando se determinado produto é saudável); estabelece o consumo de apenas uma porção diária de açúcares e doces; orienta formas de preparo dos alimentos que utilizem pouco óleo; estabelece o consumo de apenas uma porção diária de óleos vegetais, azeite ou margarina sem gordura trans; sugere a utilização de ervas para acentuar o gosto dos alimentos; e incentiva a valorização dos alimentos naturais

e a retirada dos temperos prontos e do saleiro da mesa; e estabelece a quantidade máxima diária de um grama de sal iodado para a preparação de todas as refeições.

» Sétima diretriz: recomenda o uso de água filtrada ou tratada para o consumo; orienta a ingestão de seis a oito copos de água por dia (2 litros de água por dia); e incentiva a oferta de água a idosos e crianças ao longo do dia.

> **Lembre-se**
>
> Para cada alimento, existe um padrão estabelecido do que é uma porção referente ao seu valor calórico. Assim, equivalem a uma porção: uma unidade de pão francês, uma fatia média de queijo branco, uma concha de feijão, quatro colheres de sopa de arroz, meia colher de sopa de manteiga etc.

6.5 Avaliação nutricional

A avaliação nutricional é um processo dinâmico, sistemático e contínuo, que permite, ao final da coleta de dados, a identificação de problemas por parte do profissional e a consequente tomada de decisão. Dizemos que a avaliação nutricional é dinâmica, pois exige do examinador conhecimento e raciocínio; sistemática, pois apresenta uma metodologia a ser seguida; e contínua, pois não pode limitar-se a uma única avaliação.

Até o momento, não há uma técnica capaz de avaliar o indivíduo e determinar seu estado nutricional. Logo, para uma avaliação adequada, o profissional precisará de uma série de ferramentas, que serão descritas a seguir.

6.5.1 Sinais clínicos

A avaliação dos sinais clínicos é um método simples, econômico e eficaz, que pode evidenciar alterações nutricionais. Tais sinais manifestam-se por meio de alterações em tecidos, pele, unhas, boca, cabelos, face etc. Assim, crianças com deficiência nutricional podem apresentar cabelos frágeis e quebradiços; e idosos, hipovitaminose e queilite.

Reforçamos que tais sinais não devem ser avaliados isoladamente, pois podem ter como causa alguma doença não nutricional e ser interpretados de forma errada por parte do examinador, se este levar tal achado como única fonte de informação.

6.5.2 Recordatório alimentar

O recordatório alimentar de 24 horas é um instrumento que auxilia o investigador a conhecer os hábitos alimentares do investigado. Para isso, é necessário que a pessoa anote minuciosamente o tipo, a quantidade e a frequência de todos os alimentos consumidos durante o período de 24 horas.

Um dos maiores problemas em sua utilização é a necessidade de muito rigor na sua realização e de transparência nas anotações, evitando mentiras ou omissões por parte da pessoa investigada.

6.5.3 Antropometria

A antropometria é a medida das dimensões do corpo. As mais utilizadas são: peso, altura, circunferências (cintura e braço), comprimento do braço e pregas cutâneas.

6.5.3.1 Peso e altura

Por não necessitar de alta tecnologia e ser de fácil realização, as medidas do peso e da altura são as mais utilizadas na avaliação antropométrica. Para a avaliação do peso, recomenda-se que o indivíduo esteja com o mínimo de roupa e, de preferência, seja verificado pela manhã. Já para a avaliação da altura, recomenda-se que a pessoa esteja em pé, descalça, encostada de costas para uma haste vertical e com a nuca, as nádegas e os calcanhares tocando nessa haste.

Após a mensuração correta do peso e da altura, é possível a determinação do Índice de Massa Corpórea (IMC) que, por sua vez, classificará o estado nutricional do avaliado. O IMC é calculado pelo peso da pessoa (quilogramas) dividido pela altura (metros) ao quadrado, como mostrado na Figura 6.2.

$$IMC = \frac{Peso\ (Kg)}{Altura^2\ (cm)}$$

Figura 6.2 - Fórmula para cálculo do IMC.

Para os adultos, a Organização Mundial da Saúde (OMS) apresentou os seguintes índices de classificação, que podem ser visualizados na Tabela 6.1.

Tabela 6.1 - Classificação do IMC em adultos

Classificação	IMC
Baixo peso	< 18,5
Peso normal	18,6 a 24,9
Sobrepeso	≥ 25
Pré-obeso	25,1 a 29,9
Obeso I	30,0 a 34,9
Obeso II	35,0 a 39,9
Obeso III	≥ 40,0

Fonte: WHO, 2000.

Apresentamos um exemplo de cálculo e classificação do IMC.

> **Exercício resolvido**
>
> Exercício: **Calcule o IMC de Ana.**
>
> Dados: Ana, brasileira, solteira, natural de Pernambuco, 35 anos, pesa 66 kg e tem 1,65 cm de altura.
>
> Solução
>
> » **Primeiro passo:** iniciaremos inserindo na fórmula (IMC = Peso/Altura^2) os dados colhidos pela avaliação antropométrica, sendo: IMC = $66/(1,65)^2$.
> » **Segundo passo:** realizaremos a operação no denominador, ou seja: IMC = 66/2,7225.
> » **Terceiro passo:** faremos a divisão, obtendo: IMC = 24,24.
> » **Quarto passo:** encontraremos o resultado do cálculo apresentado na Tabela 6.1 e a classificação relacionada ao valor achado. Portanto, Ana encontra-se com o peso adequado, embora bastante próxima dos valores que indicam sobrepeso.

6.5.3.2 Circunferências e dobras cutâneas

As medidas das circunferências do braço e da cintura e as dobras cutâneas são uma estimativa das reservas corporais (reservas de gordura).

As pregas cutâneas são medidas com adipômetro, e as circunferências, com o auxílio de fita métrica. A circunferência da cintura (medida mais frequente, pois reflete, de forma melhor, o conteúdo de gordura visceral) é verificada pela colocação da fita métrica no ponto médio entre a crista ilíaca e a última costela após a expiração, conforme a Figura 6.3. Os valores encontrados estão associados ao risco que o indivíduo apresenta de sofrer complicações em sua saúde. Tais informações podem ser visualizadas na Tabela 6.2.

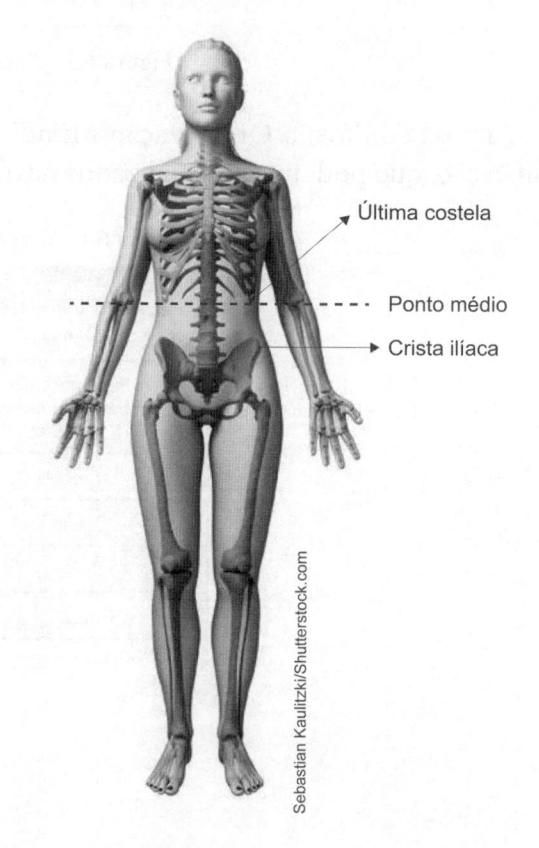

Figura 6.3 - Local para avaliação da circunferência da cintura. De acordo com a ilustração, o profissional precisa encontrar, de forma imaginária, na pessoa a ser examinada, o ponto médio entre a crista ilíaca e a última costela.

Tabela 6.2 - Circunferência abdominal e risco de complicações metabólicas

Risco de complicações metabólicas	Circunferência abdominal (cm)	
	Homem	Mulher
Aumentado	≥ 94	≥ 80
Aumentado substancialmente	≥ 102	≥ 88

Fonte: I Diretriz Brasileira de Diagnóstico e Tratamento da Síndrome Metabólica, 2004.

6.5.4 Exames laboratoriais

Vários testes laboratoriais são utilizados para ajudar na avaliação nutricional. Assim, podem ser avaliadas laboratorialmente:

» as proteínas presentes no plasma (albumina - principal proteína transportadora) e no músculo esquelético (creatinina - encontra-se quase totalmente dentro do músculo esquelético);

» a defesa celular, por meio da contagem das células de defesa (linfócitos);

» as vitaminas e os minerais.

Vamos recapitular?

Iniciamos o Capítulo 6 com a definição de metabolismo e suas fases, gasto energético e armazenamento de energia. Discutimos macro e micronutrientes e as recomendações nutricionais à população brasileira. Por fim, vimos as principais ferramentas para a realização de uma avaliação nutricional.

Agora é com você!

1) Sua vizinha Maria, sabendo que você acabou de entrar em um curso técnico na área da saúde, leva à sua casa suas medidas antropométricas anotadas em um papel e verificadas em uma Unidade Básica de Saúde durante uma consulta de enfermagem. O papel continha as seguintes informações: peso = 85 kg, altura = 1,60 cm, circunferência da cintura = 88 cm.

   a) Sabendo o peso, a altura e a circunferência da cintura, quais informações você pode fornecer à Maria, mediante as informações discutidas até este capítulo?

   b) Após informá-la sobre seu estado nutricional, escreva pelo menos cinco orientações dietéticas para o caso avaliado.

2) Após a aula, você se encontra com sua mãe e, no decorrer da conversa, ela lhe conta que está fazendo uma dieta alimentar, pois "não aguenta mais" viver com os quilos a mais, ganhos depois da menopausa. Como você explica a relação da menopausa com o aumento do peso?
3) Faça seu recordatório alimentar e avalie seus hábitos alimentares.
4) Durante uma aula de dança, a professora fez a seguinte afirmação: "A aula de dança ajudará vocês a acelerarem seus metabolismos". Você considera essa afirmação verdadeira ou falsa? Justifique sua resposta.

7

Doenças Crônicas Não Transmissíveis: Hipertensão Arterial Sistêmica e *Diabetes Mellitus*

Para começar

Este capítulo tem por objetivo discutir a hipertensão e o diabetes, que são definidos como doenças crônicas não transmissíveis. Para isso, revisaremos conceitos anatômicos e fisiológicos necessários ao entendimento das doenças, discutiremos seus aspectos epidemiológicos e descreveremos seus fatores de risco, seu diagnóstico e seu tratamento.

O Brasil, desde a década de 1960, vem apresentando alterações nutricionais, demográficas e epidemiológicas. Com relação às alterações nutricionais, o brasileiro tem substituído cada vez mais a mistura "arroz e feijão" por alimentos ultraprocessados, em razão do modo de preparo rápido e dos preços mais acessíveis desses produtos quando comparados aos produtos naturais (verduras, legumes, frutas e carnes). Já as alterações demográficas foram marcadas por um êxodo rural importante, concentrando a população nas capitais, em busca de melhores salários, saneamento básico e serviços de saúde. Tais alterações levaram a uma "significativa diminuição das taxas de fecundidade e natalidade, no aumento progressivo da expectativa de vida e da proporção de idosos em relação aos demais grupos etários" (MALTA et al., 2006, p. 48).

Todas essas transformações (associadas principalmente ao estilo de vida moderno) desencadearam o surgimento de um novo perfil epidemiológico, baseado em doenças multifatoriais, com longo curso de duração (ao longo da vida) e de origem não infecciosa, o qual conhecemos por doenças crônicas não transmissíveis (DCNTs), tais como a hipertensão arterial sistêmica, o *diabetes mellitus*, a obesidade, o câncer etc. As DCNTs, de etiologia incerta, apresentam importantes fatores de risco para o seu desenvolvimento, que são classificados em não modificáveis (sexo, carga genética, idade) e modificáveis - associados ao comportamento (sedentarismo, alimentação inadequada, tabagismo, estresse, etilismo, uso de drogas ilícitas).

De acordo com a Organização Mundial da Saúde (OMS), tais doenças contribuem mundialmente para 58,5% das mortes, constituindo um grave problema de saúde pública nos países, com impacto econômico e social, tornando-se um importante assunto a ser estudado (OMS, 2012).

Preocupado com as DCNTs, o Brasil, por meio do Plano de Ações Estratégicas para o Enfrentamento das Doenças Crônicas Não Transmissíveis no Brasil, define e prioriza ações de investimento necessárias ao enfrentamento das DCNTs até os próximos 10 anos; assim, fazem parte dos seus objetivos investir nos serviços que são voltados para o atendimento à pessoa com doenças crônicas e desenvolver políticas públicas aplicadas à prevenção dos fatores de risco e ao controle das DCNTs.

7.1 Alterações na regulação da pressão sanguínea

7.1.1 O sistema cardiovascular

O sistema cardiovascular é formado pelo coração e pelos vasos sanguíneos.

Dependendo de sua orientação anatômica, os vasos recebem os nomes de artéria ou veia; todo vaso que sai do coração é uma artéria, e todo vaso que chega ao coração é uma veia. Os vasos são formados por três camadas: adventícia (externa e sempre formada por tecido conjuntivo), média (contém fibras colágenas e fibras musculares lisas, em quantidade variável, de acordo com o tipo de vaso e o seu calibre) e íntima (reveste todos os vasos e está em contato com o sangue).

As artérias são vasos profundos, elásticos e musculares, de maior calibre quando comparados com as veias (capazes de suportar as pressões exercidas pelo coração); de acordo com o seu calibre, recebem nomes, a saber: artéria (calibre grande), arteríola (calibre médio) e capilares arteriais (calibre pequeno).

As veias podem ser encontradas na superfície ou profundamente; são mais numerosas, finas, comprimíveis e dilatáveis (armazenam mais sangue) que as artérias, apresentam válvulas que impedem o retorno do sangue venoso e, de acordo com o seu calibre, recebem nomes específicos, a saber: veias (calibre grande), veias menores (calibre médio) e vênulas (calibre pequeno).

A Figura 7.1 mostra a estrutura das artérias e das veias, com suas respectivas camadas.

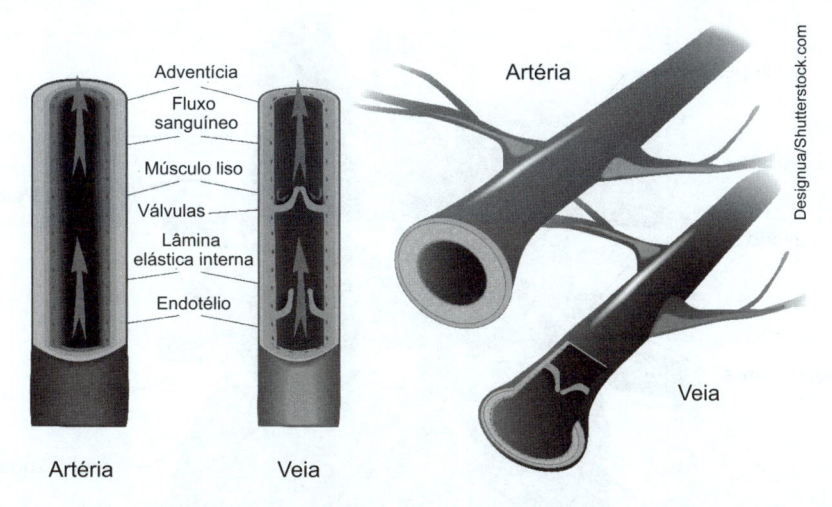

Figura 7.1 - Estrutura das artérias e das veias. Observe as três camadas presentes nos vasos e a diferença entre a veia e artéria na espessura de suas camadas, conferindo calibres diferentes. Note também a presença de válvulas internas nas veias, evitando assim o retorno do sangue venoso.

O coração é um órgão único, formado por fibras musculares cardíacas e feixes do tecido conjuntivo (descrito no Capítulo 6) interligados que dão sustentação à musculatura cardíaca. Localizado na cavidade torácica, na região anatômica conhecida como mediastino, tem como função bombear o sangue para todo o corpo. O coração possui quatro cavidades ou câmaras: átrio direito, átrio esquerdo, ventrículo direito e ventrículo esquerdo. Os átrios são menores, localizam-se na porção superior do coração e estão separados por uma parede, denominada septo interatrial; os ventrículos são maiores e se localizam na porção inferior ou apical do coração e estão separados pelo septo interventricular. As câmaras estão separadas por valvas que evitam o refluxo sanguíneo. Portanto, temos no coração:

» Átrio direito (AD): nele desembocam as veias cavas superior e inferior (que trazem o sangue venoso proveniente dos tecidos ao coração).

» Ventrículo direito (VD): apresenta comunicação com o átrio direito por meio da valva atrioventricular direita ou tricúspide. Partem do ventrículo direito as artérias pulmonares (que levam o sangue venoso para o pulmão, a fim de oxigená-lo). Entre o ventrículo direito e as artérias pulmonares encontramos a valva pulmonar ou semilunar.

» Átrio esquerdo (AE): nele desembocam as veias pulmonares (responsáveis por trazer o sangue oxigenado ao coração).

» Ventrículo esquerdo (VE): apresenta comunicação com o átrio esquerdo por meio da valva atrioventricular esquerda ou mitral. Por bombear o sangue arterial (oxigenado) pela artéria aorta a todo o corpo, apresenta uma musculatura mais desenvolvida. Entre o ventrículo esquerdo e a artéria aorta encontramos a valva aórtica ou semilunar.

A Figura 7.2 caracteriza o coração.

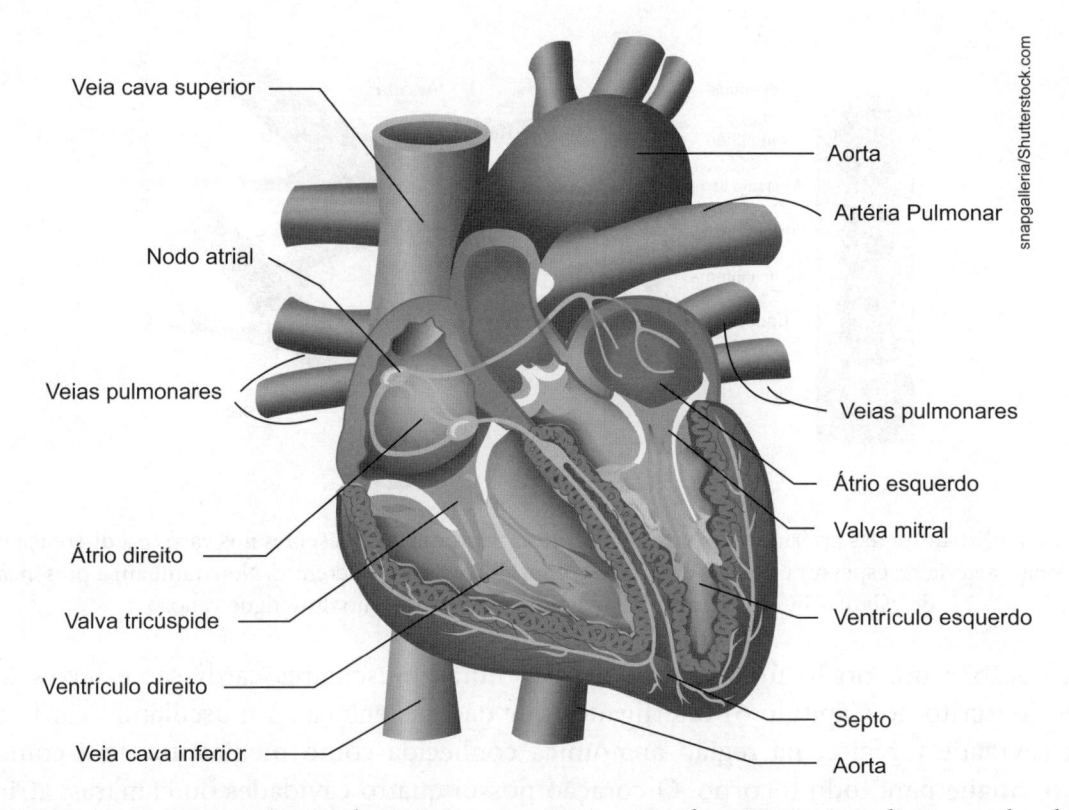

Figura 7.2 - O coração, com suas câmaras, bem como principais vasos e valvas. Note o átrio direito, recebendo o sangue venoso pelas veias cavas superior e inferior e a presença da valva tricúspide separando o átrio do ventrículo direito, o qual ejetará o sangue na artéria pulmonar. Observe as veias pulmonares desembocando no átrio direito, a valva mitral e o ventrículo direito, o qual ejetará o sangue na aorta.

7.1.1.1 Vasos do coração

O músculo cardíaco (miocárdio) recebe das artérias coronárias suprimento sanguíneo para realizar as suas funções. As artérias coronárias são derivadas da aorta e levam o sangue arterial a todo o coração. Qualquer estreitamento ou bloqueio da circulação sanguínea nas artérias coronárias repercutirá diretamente no funcionamento do coração; assim, se o bloqueio for total, a pessoa terá, em determinadas regiões, morte celular, ou, como chamamos, infarto. Se o bloqueio for temporário, resultando em um suprimento diminuído por alguns segundos, a pessoa apresentará dor aguda no peito (dor torácica), que irradiará para o pescoço, o queixo e o braço esquerdo, o que chamamos de angina.

7.1.1.2 Circulação cardíaca

É constituída pela pequena circulação (responsável por levar ao pulmão o sangue venoso, para ser oxigenado e retornar ao coração) e pela grande circulação (responsável pela distribuição do sangue oxigenado ao corpo e pelo retorno do sangue venoso ao coração, para novamente ser oxigenado). O sangue, por meio das veias cavas superior e inferior, atinge o átrio e o ventrículo direito, sendo bombeado para as artérias pulmonares, as quais se ramificarão até atingirem o tamanho de capilar, em que irão realizar a troca do gás carbônico pelo oxigênio. O sangue, agora oxigenado, retornará, via veias pulmonares, ao coração, via átrio esquerdo e ventrículo esquerdo, sendo impulsionado, via aorta, a todo o corpo.

Para que o sangue possa ser impulsionado e recebido pelo coração, suas câmaras precisam trabalhar em uníssono. Assim, durante a diástole, ou relaxamento, o sangue entra nos átrios direito e esquerdo, vindo, respectivamente, das veias cavas e das pulmonares, passando pelas valvas atrioventriculares (que estarão abertas), permitindo o enchimento ventricular. Nesse momento, as valvas semilunares estarão fechadas, impedindo a saída do sangue.

Ao final do enchimento ventricular, teremos a sístole ou contração, iniciada pelo fechamento das valvas atrioventriculares e pela abertura das semilunares, seguida de contração dos ventrículos direito e esquerdo, com ejeção de sangue nas artérias pulmonares e na aorta, respectivamente.

A cada relaxamento e contração do coração, temos um ciclo cardíaco, mostrado na Figura 7.3.

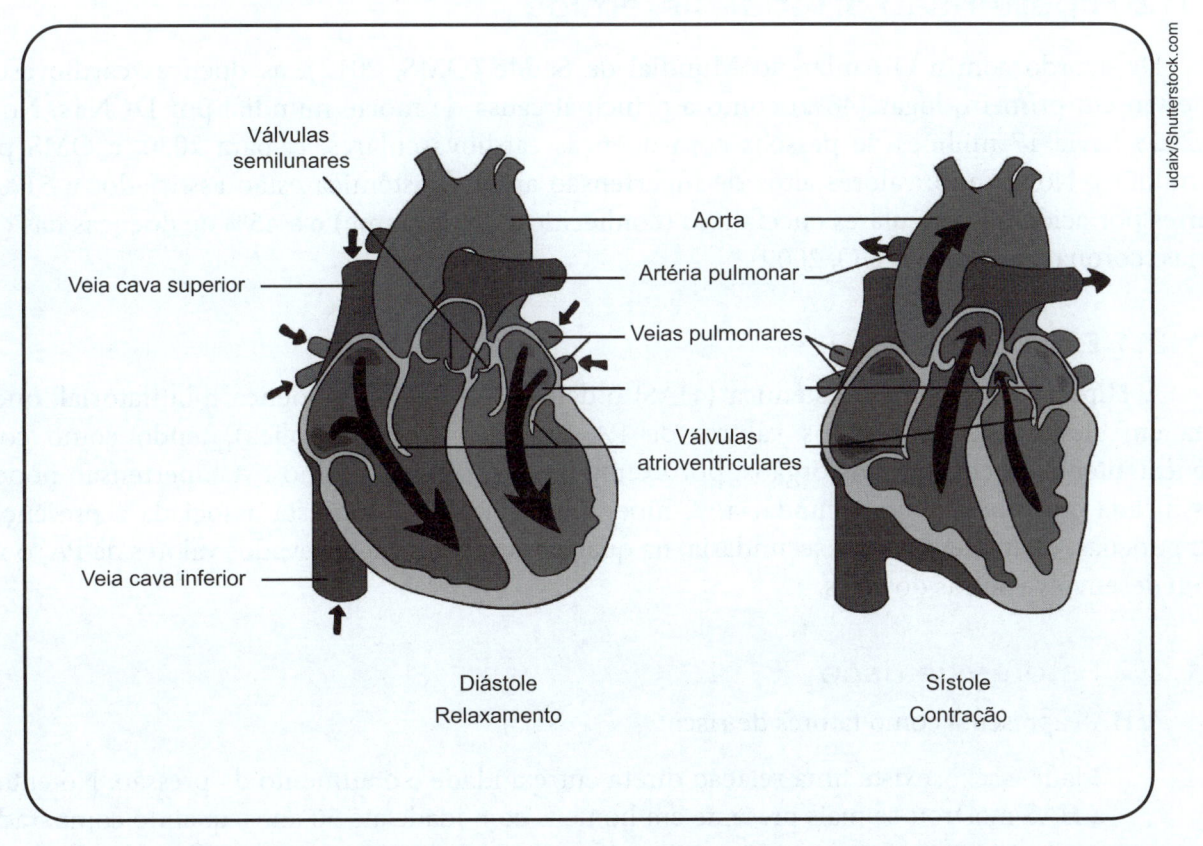

Figura 7.3 - Ciclo cardíaco. Na diástole, temos o relaxamento das câmaras, com o enchimento de sangue nos ventrículos. Na sístole, encontramos a contração dos ventrículos, com a ejeção do sangue.

7.1.1.3 Sistema condutor

Para realizar a contração, o coração necessita de um sistema formado por células especializadas que gerem impulsos elétricos de maneira coordenada, produzindo o bombeamento do sangue a todo o corpo. Para tal ação, o coração apresenta um grupo de células especializadas, localizadas na parede do átrio direito, conhecidas como nodo atrial ou marca-passo do coração, visto na Figura 7.2. Essas células são capazes de iniciar espontaneamente o impulso elétrico, transmitindo-o às outras células, de forma que coordene os batimentos cardíacos. Assim, a contração iniciada pelo nó sinoatrial chega às regiões superiores do átrio, seguindo aos ventrículos, via septo interventricular, contribuindo na movimentação do sangue dos átrios para os ventrículos.

7.1.1.4 A pressão sanguínea arterial

A pressão arterial (PA) é a exercida sobre os vasos do corpo e resultante da contração cardíaca, portanto, se eleva durante a sístole e cai durante a diástole. A maior parte do sangue arterial é ejetada no início da sístole, levando a um rápido aumento na pressão, em torno de 120 mmHg, conhecido por pressão sistólica. No entanto, com o fechamento da valva aórtica, o relaxamento ventricular e à medida que o sangue arterial flui para as artérias de menor calibre, a pressão cai, chegando a um valor em torno de 80 mmHg, o que chamamos de pressão diastólica.

7.1.2 Hipertensão arterial sistêmica

De acordo com a Organização Mundial da Saúde (OMS, 2012), as doenças cardiovasculares estão em primeiro lugar (48%) como a principal causa de morte mundial por DCNTs. No ano de 2008 havia 17 milhões de pessoas com doenças cardiovasculares, e, para 2030, a OMS prevê 25 milhões. No mundo, valores altos de hipertensão arterial sistêmica estão associados a 51% das mortes por acidentes vasculares encefálicos (conhecidos por derrame) e a 45% de doenças das coronárias (coronariopatias) (WHO, 2009).

7.1.2.1 Definição

A Hipertensão Arterial Sistêmica (HAS) é definida como uma doença multifatorial, que resulta em elevados e sustentados valores de PA (sistólica e/ou diastólica), tendo como consequência alterações em diversos órgãos, por exemplo: rins, cérebro e olhos. A hipertensão pode ser classificada em primária ou secundária. A hipertensão primária não está associada à presença de outra doença, diferentemente da secundária, na qual, em decorrência a elevados valores de PA, o indivíduo desenvolve outras doenças.

7.1.2.2 Fatores de risco

A HAS apresenta como fatores de risco:

» Idade e sexo: existe uma relação direta entre a idade e o aumento da pressão. No entanto, a HAS mostrou-se mais presente em homens com idade até 50 anos, quando comparados a mulheres; porém, após os 50 anos, verificamos uma inversão, com mulheres apresentando valores mais elevados de pressão quando comparado com homens. Tal efeito protetor nas mulheres é observado pelo fato de apresentarem hormônios femininos; porém, com a menopausa, a mulher perde tal efeito protetor, tornando-se tão vulnerável quanto o homem a elevados níveis pressóricos.

- » Etnia: sabemos que indivíduos pardos e negros apresentam elevados índices pressóricos, quando comparados aos de cor branca, o que faz das mulheres negras, com idade acima de 50 anos, uma população de altíssimo risco.

- » Excesso de peso e obesidade: os principais problemas com o aumento de peso e a obesidade estão relacionados com o aumento de gordura localizada em regiões centrais (abdômen e vísceras), conhecido como obesidade central, diferentemente da obesidade periférica (concentrada em células adiposas localizadas na perna, nos braços e nas nádegas). Estudos demonstram que as células adiposas são capazes de produzir um hormônio (leptina), que atua no aumento do apetite, no metabolismo e também na atividade cardiovascular de um indivíduo. Assim, a redução de peso em pessoas hipertensas com sobrepeso ou obesidade pode diminuir os valores da PA.

- » Alto consumo de sal: não sabemos ainda como o consumo de sal interfere no aumento da pressão; no entanto, é claro que o consumo intenso de sal está diretamente associado a níveis elevados de pressão.

- » Tabagismo: está associado ao aumento da resistência nos vasos, pois contribui no estreitamento e no "endurecimento" deles, impedindo o fluxo normal do sangue. É importante lembrarmos que, acompanhando o cigarro, o fumante ingere o famoso "cafezinho", e essas substâncias, em conjunto, contribuem para o aumento da pressão.

- » Sedentarismo: a atividade física reduz os níveis de pressão, a começar pela perda de peso das pessoas que praticam. Portanto, indivíduos sedentários e hipertensos apresentam maiores níveis pressóricos.

- » Genética: a carga genética contribui para um indivíduo desenvolver hipertensão. Relembramos que a HAS é uma doença multifatorial, ou seja, uma pessoa pode apresentar os genes necessários ao desenvolvimento de HAS e, mesmo assim, não desenvolver a doença; portanto, quando falamos de genética, "filho de peixe (nem sempre) peixinho é", ainda mais se a pessoa tiver uma alimentação saudável, não fumar nem beber, pois assim dificilmente apresentará a doença.

> **Amplie seus conhecimentos**
>
> Melhoramos ou pioramos a nossa alimentação? Leia o texto a seguir e reflita.
>
> A população indígena *yanomami*, encontrada na fronteira do Brasil (Roraima e Amazonas) com a Venezuela, cuja alimentação é até hoje baseada em caça (anta, tatu, paca, capivara, jacaré), pesca (piranha, caranguejo, rã, traíra), cultivo (macaxeira, pupunha, mamão, abacaxi, banana) e coleta (cacau, maçaranduba, castanha-do-pará, larva de palmeiras, cupim, cogumelos e mel), é a única tribo que não tem acesso ao sal, não fuma nem ingere bebidas alcoólicas. Estudo realizado em índios adultos de seis aldeias *yanomami* (total de 254 índios), com objetivo de estudar sua alimentação e fatores associados, não encontrou nenhum caso de hipertensão em toda a população estudada.
>
> Fonte: MANCILHA-CARVALHO, J. J. et al., 1991; FUNAI, 2013.

7.1.2.3 Diaghóstico

O diagnóstico da HAS é muito simples e é obtido por um esfigmomanômetro via aferição casual da pressão arterial (note que não foram utilizados os termos "medir" nem "tirar"), o que torna importantes alguns cuidados essenciais, antes que o profissional, erroneamente, rotule alguém como hipertenso.

Quanto aos sinais e sintomas das HAS, por esta se tratar de uma doença assintomática, indivíduos com valores pressóricos alterados podem sentir-se normais. No entanto, em casos nos quais a PA fica muito elevada, a pessoa pode perceber "o coração batendo mais forte", palpitações, dores na nuca, dores de cabeça, tontura, enjoos, vômitos ou referir "ver pontinhos brilhantes".

De acordo com as recomendações da VI Diretrizes Brasileiras de Hipertensão (2010), as aferições da pressão arterial devem ocorrer com a pessoa relaxada, quieta (orientada a não falar e a descansar de 5 a 10 minutos em ambiente calmo, tranquilo e com temperatura agradável), com as pernas paralelas uma à outra, com a bexiga vazia, estando 30 minutos sem ter praticado atividade física e/ou fumado e/ou ingerido álcool e/ou café. Outro ponto importante é verificar se o aparelho utilizado está calibrado e se é próprio para o tipo físico da pessoa a ser aferida (circunferência do braço).

Com relação aos valores, será considerada hipertensa a pessoa que, após a aferição da pressão em dias diversos, apresentar valores iguais ou superiores a 140 mmHg (sistólica) por 90 mmHg (diastólica). Veja, na Tabela 7.1, a relação dos possíveis valores de referência para os níveis de pressão sistólica e diastólica, de acordo com a campanha da Sociedade Brasileira de Hipertensão (SBH), intitulada "Eu sou 12 por 8".

Tabela 7.1 - Níveis de pressão arterial

100	120	129	130	139	140 ou +
60	80	84	85	89	90 ou +

Na tabela, a SBH classificou os valores em três faixas, a saber: azul-claro, varia de 100 a 129 mmHg de pressão sistólica por 60 a 84 mmHg de pressão diastólica; branco, varia de 130 a 139 mmHg de pressão sistólica por 85 a 89 mmHg de pressão diastólica; azul-escuro, de 140 mmHg ou mais de pressão sistólica e 90 mmHg ou mais de pressão diastólica. Com relação às cores, a SBH identificou azul-claro para valores normais, branco como valores limítrofes e azul-escuro como indicativo de HAS, por isso a necessidade de consultar um médico.

> **Amplie seus conhecimentos**
>
> Até 60% das pessoas, ao verem um profissional vestido de branco, apresentam elevação da pressão arterial. Normalmente esse efeito está presente em indivíduos não hipertensos e naqueles hipertensos não tratados. Para descartar o efeito do avental branco na detecção de HAS, é solicitado à pessoa que verifique sua pressão em casa; havendo valores normais, é descartado o diagnóstico de HAS.
>
> Fonte: VI Diretrizes Brasileiras de Hipertensão, 2010.

7.1.2.4 Complicações

A HAS, por ser uma doença assintomática, faz muitas pessoas, mesmo após o diagnóstico, se descuidarem do tratamento (exemplo: no uso correto da medicação e/ou na alimentação), ou, simplesmente, optem por não se tratar. Essas pessoas, com o passar dos anos, terão, silenciosamente, complicações nos olhos, nos rins, nos vasos e no coração, todas decorrentes dos elevados níveis de pressão arterial, os quais, quando tratados a tempo, podem ser revertidos ou não progredir (estacionar).

Elevados níveis pressóricos levam o coração (ventrículo esquerdo) a aumentar a pressão de ejeção do sangue arterial, portanto, elevando o seu trabalho. Conforme a carga de trabalho aumenta, o músculo do ventrículo esquerdo também amplia de tamanho, para compensar o seu esforço, o que chamamos de hipertrofia ventricular esquerda, que é originária da hipertensão e um dos principais fatores de risco para morte súbita ou doença coronariana; no entanto, pode regredir com o uso da medicação adequada.

Níveis pressóricos elevados exigem diminuição da circulação em áreas periféricas (rins, cérebro, mãos e pés), a fim de facilitar o trabalho cardíaco. No entanto, tais alterações no fluxo sanguíneo podem gerar: no cérebro, demência; nos olhos, perda ou alterações da visão (retinopatias); e, nos rins, alterações estruturais e funcionais, conhecidas como doença renal crônica.

7.1.2.5 Tratamento

O tratamento na hipertensão primária consiste em manter a PA abaixo de 140/90 mmHg, visando à diminuição das complicações. Indivíduos com hipertensão secundária necessitam controlar a hipertensão e as doenças associadas.

Existem duas abordagens para o tratamento da HAS: a primeira é a modificação do estilo de vida, e a segunda é baseada no tratamento medicamentoso, ambas para o resto da vida.

A modificação no estilo de vida (MEV) baseia-se na mudança de hábitos, o que a torna difícil, ainda mais em se tratando de adultos ou idosos (população mais acometida). Porém, sabemos que, quando o paciente adere à MEV, esta é capaz de reduzir os níveis pressóricos, aumentando o efeito das medicações e prevenindo as complicações. Das MEVs necessárias para reduzir os valores de PA, temos: a redução de peso em pessoas com sobrepeso ou obesidade, a adoção de uma dieta adequada e livre de sal, a prática regular de atividade física (30 minutos diários, pelo menos três vezes por semana), o abandono do tabagismo e a redução do consumo de bebida alcoólica.

Com relação ao tratamento medicamentoso, são utilizados agentes que evitem a hipertensão (anti-hipertensivos). Essa classe de medicamentos exercerá seus efeitos nos diversos mecanismos corporais que atuam no controle da pressão sanguínea. Os anti-hipertensivos poderão ser utilizados isoladamente ou combinados, de acordo com cada caso.

> **Fique de olho!**
>
> Sempre que uma pessoa inicia um tratamento medicamentoso, algumas questões devem ser consideradas pelo profissional, garantindo assim o sucesso do tratamento:
>
> Primeira questão: "A pessoa conseguirá tomar todos os comprimidos nos horários corretos?".
>
> Segunda questão: "Essa pessoa está realmente motivada a iniciar o tratamento?".
>
> Terceira questão (se a medicação não for gratuita): "A pessoa terá condições financeiras de arcar com o tratamento para o resto de sua vida (por ser uma doença crônica)?".

7.2 Controle hormonal metabólico e o *diabetes mellitus*

7.2.1 O sistema digestório

O sistema digestório é revestido por uma mucosa que o protege e permite a absorção do alimento. Ao comermos, o caminho percorrido pelo alimento para sofrer a absorção necessária e ser eliminado é: boca, faringe, esôfago, estômago, intestino delgado (formado por duodeno, jejuno e íleo) e intestino grosso (formado por ceco, colo ascendente, colo transverso, colo descendente, sigmoide e reto). Veja a Figura 7.4.

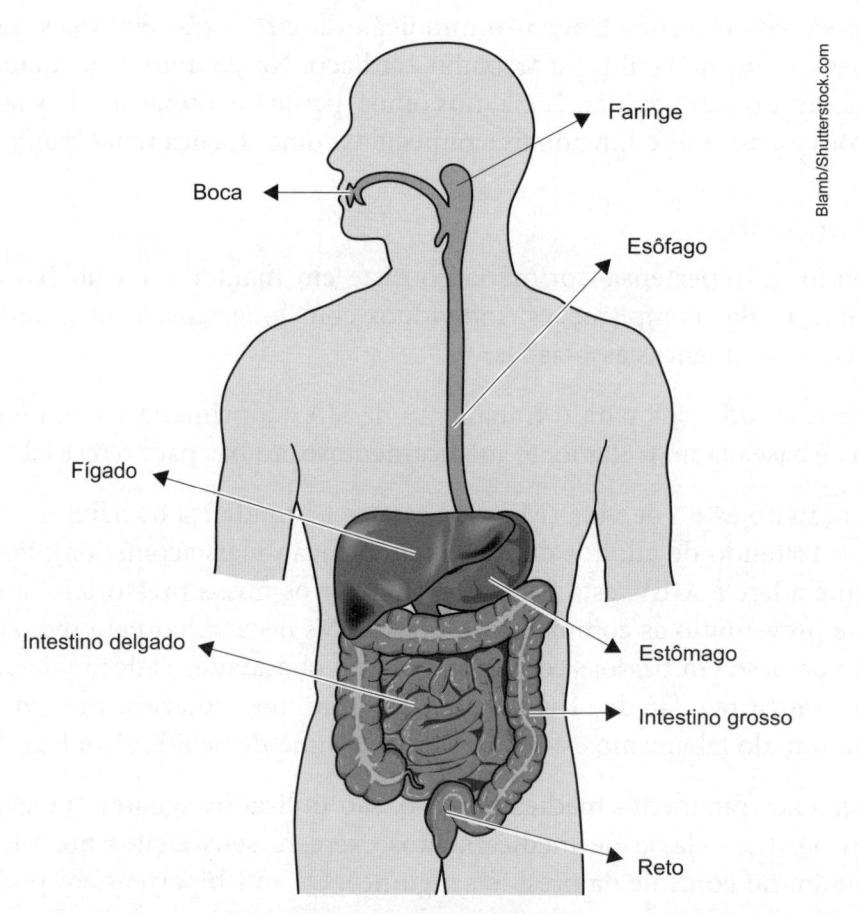

Figura 7.4 - Sistema digestório: o caminho percorrido pelo alimento durante a digestão.

Na boca inicia-se a digestão, pela ação dos dentes (mastigação), que triturarão os alimentos em partes menores, permitindo a melhor ação da ptialina, enzima presente na saliva que degrada amido. Em seguida, o alimento é transferido para a faringe, que o encaminha, por meio de contrações musculares (movimentos peristálticos), para o esôfago, onde o alimento é envolvido por muco e é conduzido, por meio de movimentos peristálticos, ao estômago. Este funciona como um reservatório para o bolo alimentar (quimo), que, por meio do peristaltismo, irá misturar o bolo alimentar com o suco gástrico (substância ácida), permitindo a ação de enzimas, por exemplo, a pepsina (que dá início à degradação das proteínas). É no duodeno que o quimo sofre a maior degradação enzimática: a bile (secretada pelo fígado) emulsificará as gorduras, tornando-as mais fáceis de sofrerem a degradação enzimática pela lipase pancreática (fornecida pelo pâncreas). Ao final desse processo, o quimo irá se transformar em um material escuro e pastoso, contendo os produtos finais da digestão de proteínas, carboidratos e lipídios, os quais serão absorvidos ao longo do jejuno e do íleo, por meio das inúmeras vilosidades presentes na parede intestinal; finalmente, no intestino grosso, ocorrerá o processo de reabsorção de água e nutrientes, decomposição dos restos alimentares e formação de fezes.

7.2.1.1 O pâncreas

O pâncreas, órgão localizado abaixo do estômago, graças à sua constituição, desempenha tanto a função endócrina quanto a exócrina (já discutidas no Capítulo 5), justamente por apresentar dois tipos celulares que exercem papéis diferentes. Os ácinos são responsáveis pela função exócrina, mediante a secreção do suco pancreático no duodeno via duto pancreático. As ilhotas de Langerhans, responsáveis pelo papel endócrino, constituem de 1% a 2% do volume do pâncreas e, via corrente sanguínea, liberam seus hormônios. As ilhotas apresentam três principais tipos celulares, que apresentam secreções distintas, a saber:

» Células alfa: responsáveis pela secreção do hormônio glucagon, o qual tem como função elevar o nível de glicose no sangue, por meio do fígado. Esse hormônio está relacionado com a manutenção dos níveis de glicose no sangue entre as refeições e inibe a produção de insulina.

» Células beta: secretam a insulina que atua na captação da glicose sanguínea para a sua utilização nos tecidos, portanto diminui o nível de glicose no sangue.

» Células delta: secretam a somatostatina, que regula o nível de glicose sanguínea por meio da inibição tanto de insulina quanto de glucagon.

7.2.2 O *diabetes mellitus* (DM)

Em todo o mundo tem-se observado um aumento progressivo da *diabetes mellitus*, preocupando governantes em razão do grande impacto econômico, social e emocional a que indivíduos com a doença são acometidos. Estima-se que 30% a 60% das pessoas que têm DM no mundo ainda não foram diagnosticadas. Dados do Vigitel (2011) mostram que, no Brasil, 5,6% das pessoas referem ter DM; na Argentina, 9,6%; no Chile, 6,3%; e nos EUA, 8,7%. De acordo com o Vigitel (2011), o perfil da população brasileira que refere ter sido diagnosticada com DM é formado por adultos do sexo feminino, pertencentes, sobretudo, às regiões Sudeste e Nordeste do país. Com relação às internações decorrentes do mau acompanhamento do DM, tivemos, em 3 anos (2008 a 2010), 148.452 internações, com uma média de permanência hospitalar de 6 dias, o que gerou um gasto individual em torno de R$ 603,28, totalizando, apenas no ano de 2011, um gasto de R$ 87,9 milhões.

Resumidamente, o DM, diferentemente de outras doenças, envolve uma série de alterações no metabolismo dos nutrientes (glicose, proteínas e lipídios), gerando um aumento nos níveis de glicose na circulação sanguínea que, a longo prazo, é causador de inúmeras complicações, especialmente nos olhos, nos rins, nos nervos, no cérebro, no coração e nos vasos. Tal elevação da glicose na circulação sanguínea é causada ou pela ausência, ou pela diminuição do hormônio insulina (que é responsável por diminuir o nível de glicose no sangue).

O DM pode ser classificado em tipo I ou juvenil, em que a produção de insulina está ausente; tipo II, que acomete adultos com excesso de peso e principalmente aqueles que apresentam a circunferência da cintura aumentada; e gestacional, que é a DM diagnosticada na gestação e que pode permanecer mesmo após o parto.

> **Fique de olho!**
>
> Damos o nome de glicemia à quantidade de glicose presente na circulação sanguínea. Assim, altos valores de glicose no sangue serão chamados de hiperglicemia, e baixos valores, de hipoglicemia.
>
> De forma leiga, os níveis de glicose são referidos como os níveis de açúcar; assim, em alguns casos, para melhor entendimento, dizemos que o DM é o aumento do açúcar no sangue de modo prejudicial ao organismo.

7.2.2.1 Os mecanismos de manutenção da glicemia

Por se tratar de uma doença plurimetabólica, ou seja, que envolve diversos metabolismos, precisamos de uma breve explicação sobre os mecanismos de manutenção da glicemia, o que envolverá o metabolismo da glicose, dos lipídios e das proteínas. Relembramos que a glicose é obtida pela alimentação, a partir da quebra dos carboidratos. Acompanhe a explicação pela Figura 7.5.

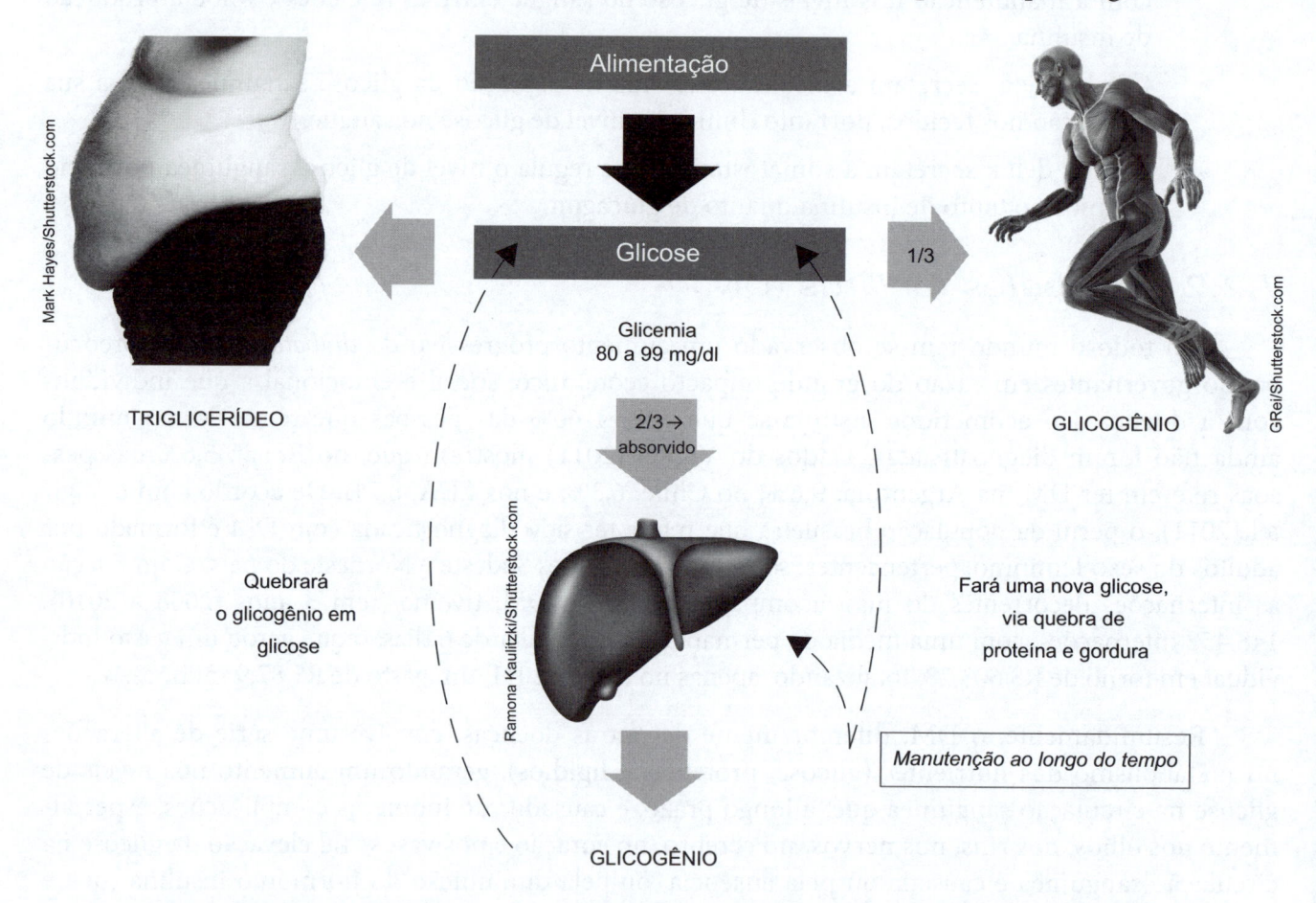

Figura 7.5 - O mecanismo de manutenção da glicemia: a glicose é absorvida pelo intestino e cai na circulação sanguínea, sendo estocada nos tecidos via insulina (setas em cinza-claro). Para manter a glicemia em níveis normais, o corpo, via hormônio glucagon, irá garantir essa manutenção (setas tracejadas).

» Em indivíduos sadios, após as refeições, a glicose será absorvida pelo intestino delgado e transportada para a circulação sanguínea, onde será utilizada como fonte de energia. Na circulação sanguínea, a glicose, por meio do hormônio insulina (setas cinza-claro), seguirá dois caminhos, a saber: ⅓ ficará armazenado no músculo estriado esquelético na forma de glicogênio e ⅔ serão absorvidos pelo fígado, o qual o estocará também na forma de glicogênio. Quando indivíduos "abusam" da alimentação, ingerindo elevadas quantidades de glicose, teremos um terceiro caminho para esse excesso, que será nos tecidos adiposos, na forma de triglicerídeos (setas cinza-claro). Note que a insulina atua de diferentes formas, retirando a glicose da circulação. Nos períodos de jejum, o pâncreas irá liberar o hormônio glucagon (setas tracejadas), o qual atuará na manutenção dos níveis glicêmicos, evitando assim uma queda abrupta da glicemia, que prejudicaria o funcionamento, por exemplo, do cérebro. Para manter o valor da glicemia em torno de 80 a 99 mg/dl, o glucagon estimulará o fígado a quebrar o glicogênio estocado, fornecendo assim a glicose à circulação sanguínea e, portanto, restabelecendo a normalidade glicêmica. Contudo, em longos períodos de jejum, o glucagon, para a manutenção da glicemia, utilizará o fígado para a produção de uma nova glicose, por meio da degradação do músculo esquelético (mobilizando proteínas) e do tecido adiposo (mobilizando triglicerídeos).

» Em indivíduos diabéticos, teremos duas situações simultâneas ocorrendo: a falta de insulina e elevados níveis de glicose na circulação sanguínea. Lembremos que a insulina é responsável pelo transporte da glicose às células, para a sua utilização. Na sua ausência, o corpo, desprovido de energia, via hormônio glucagon, trabalhará como em um estado de jejum prolongado; assim, utilizará as reservas musculares e adiposas para formar uma nova glicose, a qual também não poderá ser absorvida, gerando uma situação irreversível e muito perigosa para o organismo.

7.2.2.2 Diagnóstico do DM

Por ser assintomático na maioria das pessoas, o DM, como a hipertensão, passa, muitas vezes, despercebido. No entanto, algumas pessoas que apresentam DM podem desenvolver os sintomas clássicos, que são: apresentar muita sede, vontade de urinar frequentemente e em grande quantidade e, mesmo com o apetite aumentado, emagrecer facilmente. Outros sintomas são cansaço, fraqueza e coceiras na pele e nas genitálias, acompanhados de repetidas infecções. Em alguns casos, o diagnóstico de DM pode ser dado a partir de suas complicações, que são a perda da visão (retinopatias), o surgimento de alguma ferida nos pés sem a pessoa perceber (neuropatia) e doenças cardiovasculares.

O diagnóstico do DM é confirmado por meio de exames laboratoriais. Com relação aos exames de sangue, todos irão medir a quantidade de glicose no sangue; no entanto, cada exame de uma forma diferente. Assim, temos: a glicemia de jejum, a glicemia casual, o teste de tolerância à glicose e a hemoglobina glicada. A glicemia de jejum verifica os níveis de glicose após um jejum de 8 a 12 horas; a glicemia casual verifica a glicemia sem considerar quando a pessoa se alimentou; o teste de tolerância à glicose considera, após 120 minutos da ingestão de 75 gramas de glicose em jejum, o valor da glicemia; e a hemoglobina glicada (HbA1C) avalia as médias de hemoglobinas que tiveram glicose acoplada, no período de 90 dias.

De acordo com a Sociedade Americana de Diabetes (ADA, 2011), são considerados critérios para o diagnóstico de DM:

» glicemia de jejum (respeitando a ausência da ingestão de quaisquer calorias em um período de pelo menos 8 horas) ≥ 126 mg/dl; ou

» glicemia casual ≥ 200 mg/dl; ou

» teste de tolerância à glicose com valores de glicemia, após 120 minutos de sobrecarga, com valor ≥ 200 mg/dl;

» HbA1C ≥ 6,5.

7.2.2.3 Complicações decorrentes do controle inadequado do DM

» Estados de hiperglicemia: elevados níveis glicêmicos durante anos de vida podem gerar alterações importantes em diversos órgãos. Tais complicações podem ocorrer nos grandes vasos, recebendo o nome de macroangiopatias, por exemplo, a doença arterial nas coronárias ou um acidente vascular encefálico (conhecido popularmente como derrame), ou, ainda, acometer os pequenos vasos (microangiopatias), gerando alterações nos rins e nos olhos. As complicações decorrem dos elevados níveis de glicose no sangue que destruirão de forma irreversível as paredes dos vasos, resultando na obstrução abrupta do suprimento sanguíneo a diversos tecidos.

» Estados de hipoglicemia: condição decorrente do uso de doses elevadas de medicações ou do uso destas acompanhado por atividade física intensa ou alimentação inadequada. Em ambos os casos, teremos uma redução grave nas taxas de glicemia, prejudicando o funcionamento adequado do organismo. Os principais sintomas são: tremor, suor, fraqueza, nervosismo e fome.

> **Lembre-se**
>
> Todos os tecidos precisam de oxigênio para a manutenção de suas atividades por meio da obtenção de energia. Se uma artéria for lesionada, a ponto de obstruir totalmente a chegada de sangue a determinadas células, teremos morte celular, o que, no coração ou no cérebro, é irreversível.

7.2.2.4 Tratamento do DM

Para o manejo adequado do controle glicêmico, tanto para o DM tipo I quanto para o tipo II, a terapia de primeira escolha será a modificação no estilo de vida (MEV), por meio de uma alimentação adequada e da realização de atividade física. O uso de medicações antidiabéticas também é necessário, no entanto, se torna secundário diante do impacto da MEV nos níveis glicêmicos.

De acordo com a ADA (2011), as condutas nutricionais devem ser individualizadas, levando em consideração a idade, o tipo da doença, preferências alimentares, fatores socioeconômicos e culturais, além das medicações utilizadas. A alimentação apresenta objetivos diferentes quanto aos tipos de DM: enquanto o objetivo no diabetes tipo I é avaliar a alimentação, ajustando a quantidade de insulina que o paciente irá utilizar, a tipo II tem como principal meta a perda do peso, diminuindo assim a gordura central e os níveis glicêmicos. Com relação à atividade física, é recomendado fazer exercícios aeróbicos (caminhada, dança, natação, andar de bicicleta), com frequência de 3 a 5 vezes por semana e duração de 30 minutos, atentando apenas para os pacientes tipo I, que, ao realizarem exercícios, devem verificar seu nível glicêmico, a fim de evitar complicações, como uma hipoglicemia grave.

A terapia medicamentosa no DM atuará de inúmeras maneiras, mas todas levando à redução da hiperglicemia. As medicações orais (hipoglicemiantes orais) são utilizadas em pacientes do tipo II; em pacientes do tipo I, é indicado o uso da insulina. Para pessoas que apresentam difícil manejo no tratamento com hipoglicemiantes orais, e após inúmeras tentativas de troca de medicações sem sucesso, não é indicado o uso de insulina.

Vamos recapitular?

Foram descritos, neste capítulo, a anatomia e o funcionamento do sistema cardiovascular, como diagnosticar a HAS e os valores de referência para os valores da pressão arterial, os fatores de risco, as complicações associadas e os meios de tratamento.

Revimos o processo de digestão e estudamos o pâncreas endócrino e exócrino, evidenciando a atuação dos seus principais hormônios endócrinos (insulina e glucagon) na manutenção da glicemia. Discutimos a epidemiologia do DM, bem como seu diagnóstico, seu tratamento e suas complicações.

Agora é com você!

1) Sua vizinha Maria, preocupada com as informações que você referiu sobre o IMC dela, agenda uma consulta com a nutricionista da unidade básica de saúde. No dia da consulta, ela chega tranquila à unidade, pois não gosta de se atrasar em seus compromissos; no entanto, somente após aguardar 3 horas para ser atendida é chamada. No início da consulta, é verificada a sua pressão, que estava em 142/90 mmHg. Não satisfeita com o valor, a senhora Maria solicitou que a pressão fosse verificada de novo, pois, segundo ela, na sua casa, "tinha o aparelho de verificar a pressão e ele sempre marcava 12/8". No decorrer da consulta, ela informou que estava "bebendo muita água e indo muito ao banheiro urinar, coisa que não fazia muito...". Ao final da consulta, a nutricionista voltou a verificar e novamente obteve o mesmo valor da pressão. Como na outra ocasião, suas medidas antropométricas foram: peso = 85 kg; altura = 1,60 cm; circunferência da cintura = 88 cm.

   a) Diante do exposto, como você explicaria os valores de pressão obtidos durante a consulta? A senhora Maria estaria mentindo para a nutricionista com relação aos valores pressóricos obtidos em sua casa?

   b) Diante das recomendações referidas neste capítulo, a fim de evitar uma falsa leitura, qual(quais) poderia(poderiam) contribuir para a falsa leitura da pressão arterial em casa?

   c) Qual é a relação entre as medidas antropométricas e o fato de a paciente estar "bebendo muita água e indo muito ao banheiro urinar"? Explique.

2) Por coincidência, o senhor João (do Capítulo 5) também costuma passar no mesmo posto da senhora Maria. No dia em que ela ficou esperando 3 horas para ser atendida pela nutricionista, o senhor João passava em consulta médica para ver os resultados de seus exames de rotina. Durante a consulta, além da entrega do resultado do exame, o qual mostrou alteração na função dos rins, o médico verificou a pressão do cliente e constatou 175/90 mmHg. O senhor João é afrodescendente, tem 48 anos, é taxista (permanece sentado em torno de 5 horas diárias), apresenta uma alimentação saudável e não realiza atividade física.

a) Como você classificaria essa hipertensão, em secundária ou primária? Por quê?
b) Quais os fatores de risco do senhor João para o aparecimento da HAS?
c) Quais as medidas não medicamentosas você aconselharia ao senhor João?

Doenças Crônicas Não Transmissíveis: Câncer e Doenças Respiratórias

Para começar

Este capítulo tem por objetivo discutir os tipos de câncer e as doenças respiratórias que apresentam maior impacto na saúde do brasileiro, e que também são definidas como doenças crônicas não transmissíveis. Para isso, revisaremos conceitos anatômicos e fisiológicos necessários ao entendimento das doenças, discutiremos seus aspectos epidemiológicos e descreveremos seus fatores de risco, diagnóstico e tratamento.

8.1 Câncer

8.1.1 Dados epidemiológicos

Foi com a frase: "O câncer mata mais pessoas do que a Aids, a tuberculose e a malária juntas" que a Declaração Mundial do Câncer alertou o mundo para uma tomada de postura. De acordo com a declaração, o aumento no número de casos de câncer está relacionado com o envelhecimento populacional mundial, atrelado a uma maior exposição a fatores de risco para o desenvolvimento da doença. Dados estatísticos estimam que, no ano de 2030, 12 milhões de pessoas no mundo morrerão de câncer (INSTITUTO NACIONAL DO CÂNCER, 2013).

Dados de um banco de dados francês (*apud* WCRF INTERNATIONAL, 2008) estimaram 12,7 milhões de novos casos no ano de 2008, afetando 6,6 milhões de homens e 6 milhões de mulheres. A agência refere os cânceres de pulmão, mama (em mulheres) e intestino como os principais tipos diagnosticados em 2008. A Dinamarca foi apontada mundialmente como o país com o maior número de casos diagnosticados naquele ano (326,1 pessoas em cada 100 mil habitantes), seguida por Irlanda (317 casos por 100 mil habitantes), Austrália (314,1 por 100 mil habitantes), Nova Zelândia (309,2 por 100 mil habitantes) e Bélgica (306,8 por 100 mil habitantes) (*apud* WCRF INTERNATIONAL, 2008).

A Sociedade Americana do Câncer (ACS, 2013) apontou que o tempo de sobrevivência relativo a todos os cânceres pesquisados no período de 2002 a 2008 foi de mais da metade (68%), quando comparado aos anos anteriores, o que demonstra melhoria nos métodos diagnósticos e no tratamento. O Instituto Nacional de Saúde (NIH) estimou um gasto total com câncer, no ano de 2008, de US$ 201,5 bilhões, sendo US$ 77,4 bilhões relacionados aos custos diretos com a doença (*apud* ACS, 2013).

O Brasil, seguindo a tendência mundial, tem um crescente aumento na quantidade de idosos e elevados números de casos diagnosticados de câncer, com uma estimativa, para 2014, de 394.450 casos novos, sendo 190.520 (48%) em mulheres e 203.930 (52%) em homens. O país terá como o tipo mais frequente da doença, em 2014, o câncer de próstata, seguido do câncer de mama. As regiões Sudeste e Sul são as que mais apresentam diagnósticos de câncer (Brasil, 2012).

8.1.2 Aspectos gerais

O câncer é uma disfunção no controle da divisão e do crescimento celular, decorrente de atividades não coordenadas, irreversíveis e independentes das necessidades de um organismo. O resultado desse distúrbio recebe o nome de neoplasia e ocorre em razão do mau funcionamento de genes que controlam as atividades de divisão e crescimento celular. Diferentemente de uma célula normal, que após determinado estímulo cessa sua atividade, a célula neoplásica continua independentemente de estímulo ou das necessidades fisiológicas (normais) do corpo.

Para um tecido se renovar ou fazer qualquer reparo necessário, utilizará três mecanismos: proliferação, diferenciação e apoptose. A proliferação celular é o processo pelo qual os tecidos se reproduzem (geram novas células filhas a partir de uma célula-mãe ou progenitora) via mitose. A diferenciação é o processo de especialização da célula em uma função específica (sabe-se que as células que completaram sua diferenciação não se reproduzem, portanto, apresentam baixa proliferação). Apoptose é a morte programada de células antigas (senescentes) ou lesadas por alguma agressão, processo fundamental para o equilíbrio celular, pois evita a superproliferação celular. Células altamente diferenciadas (neurônios, células do coração) dificilmente se tornarão neoplásicas. Desse modo, as neoplasias se iniciam em células altamente proliferativas, como é o caso das células do sangue e da pele.

> **Fique de olho!**
>
> A pele é formada por camadas celulares que se desprendem à medida que ganham a superfície externa. Indivíduos que esfregam o seu corpo todos os dias com bucha vegetal para tomar banho causam desprendimento celular maior que o normal, ocasionando um aumento na proliferação celular que, de forma indiscriminada, gera descamações e vermelhidão na pele.

Menos de 5% dos cânceres são de origem genética, ou seja, a maior parte deles é adquirida após o nascimento, via exposição a agentes ambientais nocivos que geram danos no DNA, alterando o controle da divisão e do crescimento celular. É importante destacar que histórico de câncer familiar nem sempre é diagnóstico positivo para a doença, no entanto, é indicativo de risco aumentado para seu desenvolvimento.

Com relação ao processo cancerígeno, sabemos que o indivíduo precisa de um evento estopim ou iniciador capaz de causar uma alteração celular, seguido de uma exposição contínua (evento de promoção) capaz de ativar o crescimento celular descontrolado, e, por último, adquirir autonomia quando o crescimento tumoral não mais precisa do evento promotor.

Fique de olho!

Um evento promotor comum ao câncer são as inflamações crônicas, presentes normalmente em feridas que levam anos para se fechar, gerando neoplasias, como a úlcera de Marjolin, que é um câncer decorrente de feridas de difícil cicatrização.

8.1.3 Carcinógenos

Os carcinógenos são agentes ou fatores desencadeantes de câncer. Atuam de forma direta ou indireta na célula como iniciadores ou promotores do crescimento tumoral. Quando o próprio carcinógeno atua no DNA causando um dano irreversível, dizemos que sua atuação foi direta; no entanto, quando, por meio de processo inflamatório, o carcinógeno, aliado a fatores, gera um dano no DNA, dizemos que a atuação foi indireta.

8.1.3.1 Hormônios

Os hormônios apresentam uma forte relação com o aparecimento de cânceres, visto sua capacidade de interferir na proliferação e na diferenciação celular. Com base nas evidências, os cientistas têm-se mostrado preocupados com o uso de hormônios em pessoas para fins de tratamento. Normalmente, os hormônios estão associados a tecidos que exercem função endócrina, como os testículos e a próstata, em homens, e a mama, o ovário e o endométrio, em mulheres.

8.1.3.2 Radiação

A radiação (raios gama, raios X e radiação ultravioleta) é capaz de provocar inúmeras lesões nas células, por alterar a permeabilidade das membranas celulares mediante produção de substâncias químicas. O efeito da radiação pode gerar desde danos no DNA até a morte celular. Um exemplo dessa radiação e de seus malefícios é a radiação ultravioleta, causadora do câncer de pele, pela exposição frequente, contínua e desprotegida da pele aos raios solares.

8.1.3.3 Tabagismo

Decorrentes da toxicidade do fumo nas células da mucosa do sistema respiratório, o uso e a inalação do cigarro (alcatrão) estão associados a um intenso processo inflamatório e a alterações importantes no DNA. Representando as complicações causadas pelo tabagismo está o câncer de pulmão, como o principal causador de morte em todo o mundo.

8.1.3.4 Infecções virais

As infecções virais são responsáveis por aproximadamente 15% das neoplasias, por causarem alterações na defesa do indivíduo, levando à manutenção e ao prolongamento de processos inflamatórios. Os principais representantes de carcinógenos virais são o papilomavírus humano (HPV), causador do câncer de colo de útero, e o vírus da hepatite, causador do câncer de fígado; salvo o *Helicobacter pylori*, bactéria iniciadora ou promotora do câncer de estômago.

8.1.3.5 Substâncias químicas

Os agentes carcinogênicos químicos estão relacionados principalmente ao estilo de vida de um indivíduo e podem ser classificados em dois grupos: um grupo em que o próprio agente já é um causador de câncer no corpo; e um segundo grupo formado por agentes que necessitam ser metabolizados no corpo para atuarem como cancerígenos. Outra característica importante do câncer causado por substâncias químicas é a relação dose-dependência; assim, quanto maior a exposição, maior o risco de desenvolver o câncer. Um exemplo dessa manifestação a longo prazo é o caso da medicação dietilestilbestrol, utilizada em mulheres durante a gestação para prevenir aborto. Tal medicação, decorridos 30 anos de seu uso, esteve relacionada com o aparecimento de neoplasias vaginais em mulheres jovens cujas mães foram tratadas com dietilestilbestrol.

Amplie seus conhecimentos

Preocupado com a periculosidade que algumas substâncias químicas podem apresentar no aparecimento do câncer, o Departamento de Saúde e Serviços Humanos dos EUA publica, bienalmente, relatórios a respeito de substâncias carcinogênicas. O último relatório (12ª edição), publicado em 10 de junho de 2011, apresentou um total de 240 agentes carcinogênicos descritos, o que indica a gravidade do problema.

Fonte: <http://ntp.niehs.nih.gov/>. Acesso em: 20 dez. 2013.

8.1.4 Neoplasias benignas e neoplasias malignas

Um aspecto importante que devemos mencionar é que nem todo tumor é maligno; ao contrário, existem muitos tumores benignos, e o que difere uns dos outros são suas características referentes à localização e à aparência celular. Assim, tumores benignos são aqueles que mantêm as características dos tecidos de origem e apresentam crescimento lento; os tumores malignos são invasivos, destrutivos, espalham-se pelo corpo rapidamente (metástase) e não se assemelham ao tecido de origem.

Note que os tumores benignos apresentam alterações apenas no processo de proliferação celular, diferentemente dos malignos; entretanto, os tumores benignos devem ser muito bem acompanhados, para prevenir complicações.

Fique de olho!

O termo tumor é utilizado para definir toda formação sólida, saliente ou não, maior que 3 cm, podendo resultar de processo inflamatório ou neoplásico.

8.1.5 Nomenclatura

A nomenclatura empregada em tumores benignos, em geral, utiliza o sufixo oma, associado à origem do tumor. Tumores benignos de origem óssea são então chamados de osteomas; os de origem adiposa, lipomas, e assim por diante. Tumores de origem maligna apresentam, além do sufixo oma, a adição carcin, e, quando têm origem no tecido conjuntivo, sarc; portanto, teremos osteossarcoma (tumor maligno de células ósseas), lipossarcoma (tumor maligno do tecido adiposo) e adenocarcinoma (com origem nas glândulas epiteliais). A expressão *in situ* define o carcinoma que ainda não penetrou na membrana basal, permanecendo no local, ou *in situ*; estes são geralmente assintomáticos e, quando descobertos nesse período, apresentam melhores chances de cura.

8.1.6 Manifestações clínicas gerais e prognóstico

As manifestações clínicas do câncer maligno são diversas e, normalmente, próprias do órgão acometido. Infelizmente, por serem variadas, não são "levadas a sério" pelos profissionais. Os principais sintomas são emagrecimento e/ou anorexia - relacionados ao elevado consumo de energia pelas células neoplásicas e seguidos, muitas vezes, por hipoglicemia; febres sem explicação - consequência do intenso processo inflamatório; massas palpáveis - decorrentes do crescimento tumoral; dores ou perda de função em determinado órgão - pela compressão do crescimento do tumor; e aumento rápido e agudo dos linfonodos por todo o corpo (linfadenopatia) - esse aumento é reativo à presença das células malignas no corpo.

> **Fique de olho!**
>
> Os linfonodos ou gânglios linfáticos são pequenos órgãos formados por tecido linfoide que apresentam células de defesa (linfócitos), as quais se multiplicam ao detectarem a presença de algum microrganismo. Os linfonodos são encontrados pelo corpo e são responsáveis pela drenagem de determinadas regiões. Alguns cânceres apresentam os linfonodos como principal via de disseminação pelo corpo, portanto, estes são indicadores da progressão da doença. Os linfonodos localizados nas regiões da clavícula, por exemplo, são conhecidos como sentinela, pois são os primeiros a terem contato com as células malignas do tumor de mama.

8.1.7 Rastreamento do câncer

O rastreamento do câncer se dá por exames laboratoriais, exames citológicos e estudos de imagem. A seguir, relacionaremos alguns cânceres e seus principais métodos de rastreamento.

» Exame físico: de baixo custo, necessita de um avaliador treinado e é fundamental no rastreamento de cânceres, como o de próstata, o de pele e o de boca. Para o câncer de próstata, o avaliador examina a próstata via toque retal; já o exame para o câncer de pele e o de boca é via inspeção, da pele desnuda ou da boca, ambos voltados para a busca de manchas características.

» Exames laboratoriais: os exames laboratoriais hematológicos (de sangue) mais utilizados são os marcadores tumorais. Um exemplo é o antígeno prostático específico (PSA), produzido pela próstata e, na ausência de doenças, presente em baixa quantidade no sangue.

Outro tipo de exame laboratorial é a pesquisa de sangue oculto nas fezes, importante para o rastreamento de câncer colorretal, consistindo na pesquisa de sangue em amostras de fezes trazidas pelo indivíduo.

» Exames citológicos: a citologia oncótica (Papanicolaou) é o principal método de rastreamento do câncer de colo de útero e consiste na coleta anual de amostra de células do colo do útero, por meio de uma técnica chamada esfregaço.

» Estudos de imagem: a mamografia é um exame radiológico que produz imagens, as quais fornecem informações para o rastreamento do câncer de mama.

8.1.8 Tratamento do câncer

Para conseguir bons resultados no tratamento do câncer, muitas vezes, a equipe médica precisará combinar mais de uma terapia. Atualmente, o tratamento pode ser feito por meio de cirurgias, radioterapia - aplicação de radiação para destruir ou lesar células cancerígenas -, quimioterapia - administração de medicações, via sistema sanguíneo, capazes de causar morte nas células tumorais presentes em qualquer parte do organismo, ou transplante de medula óssea - utilizado no tratamento de alguns cânceres que afetam o sistema sanguíneo, consistindo na substituição de uma medula óssea doente por uma nova.

a) Radioterapia

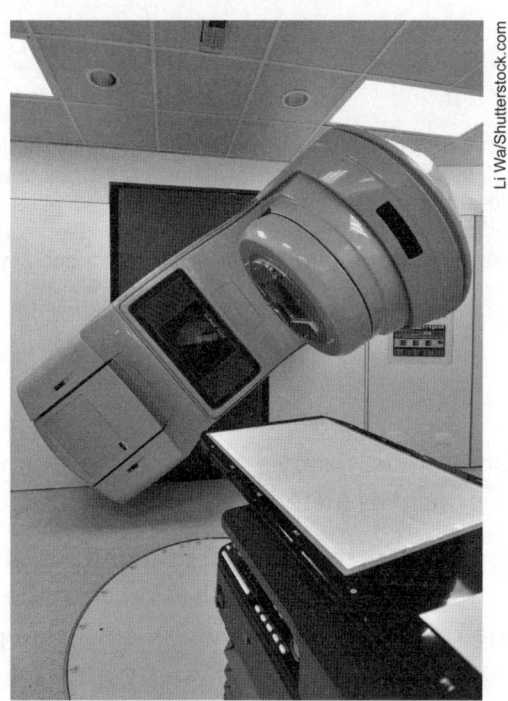

b) Quimioterapia

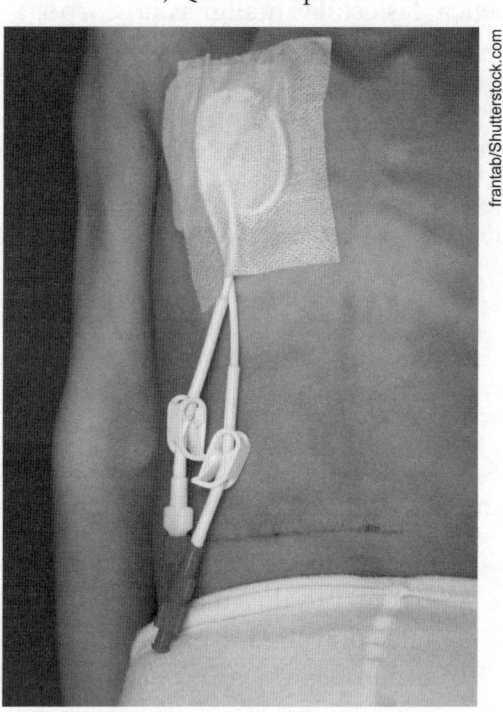

Figura 8.1 - Tratamento do câncer. Em a), você pode visualizar um aparelho utilizado para radioterapia; em b), você visualiza uma criança com um acesso para a administração de drogas quimioterápicas. Note que a criança está bem emagrecida.

8.1.9 Prevenção do câncer

A prevenção do câncer está em evitar os carcinógenos, por exemplo, o tabaco, a exposição solar não protegida, a exposição viral, a obesidade, o uso de terapia hormonal, o consumo de alimentos ultraprocessados etc. A vacinação contra o papilomavírus humano e a hepatite B, o uso de filtro solar antes da exposição ao sol, o consumo de frutas e verduras, a diminuição do estresse, o tratamento de lesões crônicas de forma séria e o abandono do cigarro e da bebida são formas de prevenção da doença.

8.2 Doenças respiratórias

As doenças respiratórias crônicas afetam o trato respiratório superior e o inferior, apresentando um importante impacto na qualidade de vida, principalmente, em crianças e idosos. Fazem parte desse grupo de doenças a rinite, a asma e a doença pulmonar obstrutiva crônica (DPOC). Atualmente, centenas de pessoas de todas as idades sofrem de doenças crônicas respiratórias em todo o mundo, e mais da metade delas está presente em países em desenvolvimento.

8.2.1 A estatística das doenças respiratórias crônicas

As doenças respiratórias crônicas, tanto das vias aéreas superiores quanto das inferiores, têm atingido a população mundial de forma progressiva e alarmante. Em sua página eletrônica, a *World Health Organization* (WHO) - Organização Mundial da Saúde) publicou que 235 milhões de pessoas sofrem de asma no mundo, e 3 milhões de pessoas, de DPOC; esta última é responsável por 90% das mortes em países de baixa e média renda (WHO, 2011). Dados estatísticos norte-americanos mostraram, no ano de 2010, as doenças respiratórias crônicas como a terceira causa de óbito populacional (MURPHY et al., 2013).

A rinite alérgica é a doença respiratória crônica de maior frequência mundial (acomete 20% a 25% da população), no entanto, é negligenciada pelos profissionais, por não apresentar sintomas tão graves quanto os encontrados na asma e no DPOC. Sabe-se que a asma e a rinite, por estarem frequentemente associadas, necessitam de tratamento adequado, uma vez que o manejo correto da rinite favorece o controle da asma.

Dados da Organização Pan-Americana da Saúde (PAHO, 2010) mostraram que, em 2010, o Brasil ocupava a oitava posição mundial em casos de asmas e teve 2.500 casos de óbitos, gerando um custo de R$ 98,6 milhões. De acordo com o Ministério da Saúde (MS), a asma está entre as principais causas de internação infantil: em 2011, das 177.800 internações, 77.100 foram de crianças (BRASIL, 2012).

8.2.2 Sistema respiratório

8.2.2.1 Anatomia

O sistema respiratório ou pulmonar, como pode ser visto na Figura 8.2, é dividido em duas regiões: a via aérea superior (nariz, boca, faringe e laringe) e a via aérea inferior (traqueia, brônquios e bronquíolos).

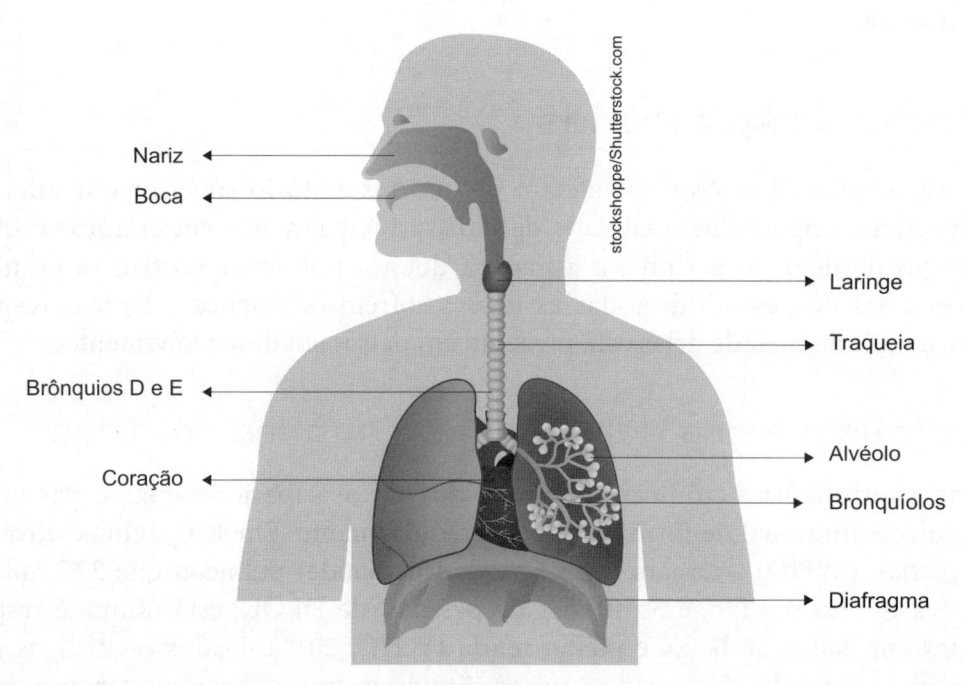

Figura 8.2 - Você pode observar o sistema respiratório superior e o inferior, sendo o superior formado por nariz, boca, faringe e laringe, e o inferior, por traqueia, brônquios e bronquíolos.

Descreveremos a seguir as principais funções de cada região anatômica.

» Faringe: é uma via de comunicação tanto com o aparelho respiratório quanto com o digestório.

» Laringe: revestida de mucosa, conecta a faringe à traqueia e protege esta última da entrada de partículas estranhas.

» Traqueia: é constituída por um "esqueleto" formado por uma série de anéis cartilaginosos em forma de C.

» Brônquios, bronquíolos e alvéolos: no nível da aorta (arco), a traqueia irá ramificar-se em duas vias (brônquios), de modo que atinja as duas partes do pulmão (lóbulos pulmonares); assim, teremos os brônquios principais direito e esquerdo. Após outras duas divisões, teremos os bronquíolos terminais, os dutos alveolares e, finalmente, o saco alveolar, onde ocorrerão as trocas gasosas.

8.2.2.2 Os pulmões

Os pulmões são parecidos com um cone e apresentam uma região superior conhecida como ápide (pontiagudo) e uma região posterior com base larga e côncava, que recebe o nome de base. Cada pulmão é envolvido por um saco de paredes duplas chamado de pleura, em que a camada interna está em contato com o pulmão, e o lado externo, com a caixa torácica.

Para que o pulmão possa expandir-se e voltar ao seu tamanho normal, mesmo durante os sonos mais profundos (quando sequer lembramos que precisamos respirar), é necessário ser constituído por fibras elásticas e por uma musculatura capaz de expandir-se também de forma involuntária (independente da nossa vontade). Para atingir tais necessidades, o sistema respiratório é formado por três camadas: membrana basal, responsável pelo suporte das células do sistema respiratório; lâmina própria que contém fibras elásticas, colágeno, vasos e células inflamatórias (confere elasticidade e proteção imunológica); camada formada por musculatura lisa (responsável pelo movimento durante a respiração).

> **Fique de olho!**
> O músculo liso encontrado nos brônquios atualmente é visto como o principal participante no desenvolvimento da asma (estudada adiante), em razão do aumento das suas células em tamanho e quantidade, impedindo a livre passagem do ar aos pulmões, o que prejudica a respiração.

8.2.2.3 Mecanismos de defesa do sistema respiratório

Tanto as vias aéreas superiores quanto as inferiores são recobertas por mucosas revestidas por inúmeros cílios. Esses cílios, por meio dos seus batimentos, são responsáveis pela remoção de partículas externas e microrganismos, os quais, aderidos a uma secreção (popularmente chamada de catarro), são eliminados para o meio externo. É importante destacarmos que essa secreção vem de glândulas presentes no sistema respiratório e constitui um importante mecanismo de defesa, pois contém imunoglobulinas, moléculas que atuam na imunidade do organismo.

No entanto, esse mecanismo de defesa, composto de cílios, catarro e imunoglobulinas, pode ser afetado mediante o uso de drogas ilícitas, cigarro, álcool ou alterações ambientais, infecciosas ou hereditárias, tornando a pessoa indefesa a agentes externos e, portanto, mais suscetível a doenças. A seguir, veremos que o sistema respiratório faz uso de outros componentes que, em conjunto, atuarão na defesa do organismo:

» flora presente na porção oral da faringe: composta normalmente por bactérias;

» filtração aerodinâmica: que nada mais é que mecanismos especializados no bloqueio do ar que impedem a chegada de agentes estranhos até as vias aéreas; exemplos de filtração aerodinâmica são a tosse e a broncoconstrição (estreitamento das vias aéreas respiratórias em razão de algum agente externo);

- » movimento mucociliar: referido anteriormente;
- » secreções da orofaringe e das vias aéreas: formadas pela saliva (composta por enzimas digestivas) e pelo catarro (constituído de imunoglobulinas);
- » células especializadas na defesa do organismo: encontradas nos brônquios e nos alvéolos, têm como função fagocitar os agentes estranhos, impedindo a sua invasão na corrente sanguínea.

8.2.2.4 Mecanismo respiratório

O processo de respiração ou ventilação, apresentado na Figura 8.3, envolve dois momentos: a inspiração (entrada de oxigênio - O_2 no pulmão, com expansão da caixa torácica), e a expiração (processo contrário, levando à remoção do gás carbônico - CO_2).

A inspiração é um processo ativo (há gasto de energia) e inicia-se com a expansão do tórax e dos pulmões (lembre-se de que os pulmões estão em contato íntimo com a caixa torácica, logo a expansão desta implicará a expansão pulmonar) e com a descida do diafragma. Tais eventos irão colaborar com a entrada do oxigênio. A expiração é um processo passivo, em que, após a troca gasosa, ocorrerá um relaxamento da caixa torácica e do diafragma, levando à saída do ar.

Os movimentos respiratórios

Inspiração   Expiração

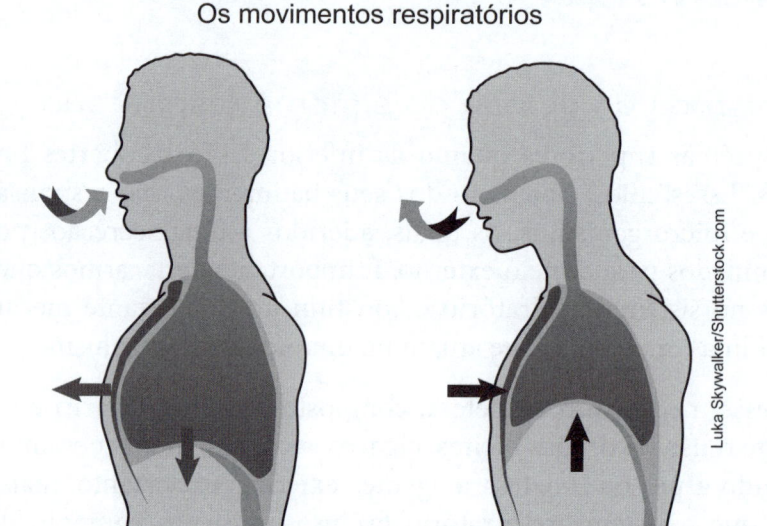

Figura 8.3 - Note a inspiração e a expiração. Observe, na inspiração, a entrada de ar (rico em O_2) pelas vias aéreas, percorrendo todo o pulmão, com expansão da caixa torácica e descida do diafragma. Veja, na figura ao lado, o processo contrário, agora com o retorno do tórax e do diafragma, resultando na saída do ar (rico em CO_2).

8.2.2.5 Os alvéolos e as trocas gasosas

Para a aquisição do oxigênio atmosférico (presente no ar), o corpo precisa conduzir o oxigênio, via sistema respiratório, para regiões anatômicas "próximas ou íntimas" da circulação. Lembramos que o corpo utilizará o oxigênio para a obtenção de energia (conteúdo visto no Capítulo 5). A região responsável por essas trocas recebe o nome de alvéolo. Os alvéolos apresentam íntima relação com os capilares sanguíneos, facilitando a troca gasosa entre o sangue venoso (rico em gás carbônico) e o oxigênio presente nessas estruturas. Damos o nome de hematose pulmonar a essa troca gasosa existente entre o pulmão e o ar.

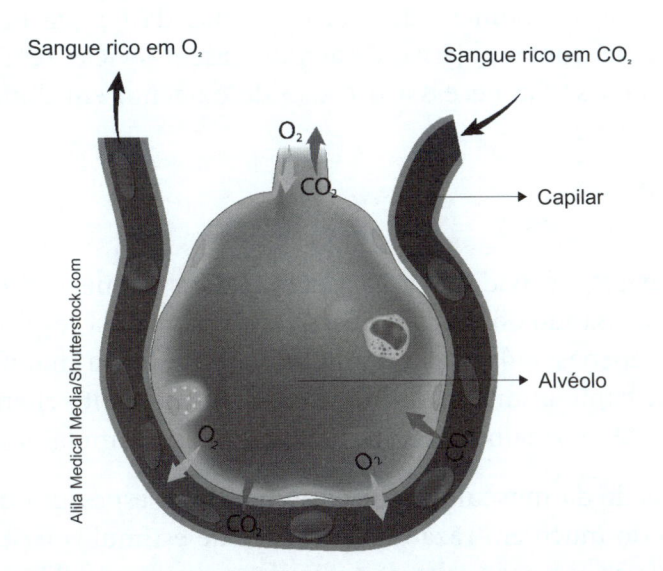

Figura 8.4 - Observe o alvéolo e a relação íntima com o capilar que favorece a troca gasosa (hematose).

8.2.3 A Doença Pulmonar Obstrutiva Crônica (DPOC)

A doença pulmonar obstrutiva crônica caracteriza-se por uma progressiva limitação ao fluxo de ar, decorrente de uma resposta inflamatória do pulmão a partículas e gases danosos ao organismo não totalmente reversível. Fazem parte do quadro da DPOC três importantes doenças respiratórias: a bronquite crônica simples, a bronquite crônica obstrutiva e o enfisema pulmonar.

A bronquite crônica é caracterizada pela tosse com secreção há mais de 2 anos consecutivos, por, no mínimo, 3 meses. O enfisema pulmonar é definido como a destruição das paredes dos bronquíolos terminais, levando à perda das características elásticas do pulmão, o que chamamos popularmente de "pulmão duro". Tais doenças, quando não controladas, podem progredir para a DPOC.

8.2.3.1 Fatores de risco

Os fatores de risco para a DPOC estão relacionados principalmente à inalação de substâncias ou gases nocivos; em primeiro lugar, encontra-se o tabagismo, seguido de poeira, produtos químicos ocupacionais e poluição. É importante apontar que o tipo de fumo (charuto, cigarro, cachimbo) é indiferente na contribuição para o desenvolvimento da DPOC e que pessoas que convivem com fumantes também apresentam chances de desenvolvimento da doença.

8.2.3.2 Diagnóstico

O diagnóstico da DPOC se dá principalmente pela entrevista direcionada, buscando os principais fatores de risco, e por exame físico. Não existe método único para o diagnóstico, sendo necessários, muitas vezes, vários exames para a conclusão diagnóstica.

8.2.3.3 Tratamento

Infelizmente ainda não é conhecido um tratamento que cure a DPOC; no entanto, tratamentos medicamentosos associados à redução dos fatores de risco são importantes no controle da doença, reduzindo de forma expressiva o número de mortes. O uso da terapia individual ou coletiva voltada para aqueles que fumam, com o objetivo de abandonarem o vício, tem sido fundamental, assim como, para alguns pacientes, se faz necessário o uso de oxigênio em domicílio, inalações, nebulizações e fisioterapia respiratória.

8.2.4 A asma

A asma é uma hiper-responsividade do músculo liso da traqueia e dos brônquios a estímulos considerados "irritantes", causando obstrução reversível ou parcial da respiração, que pode ser revertida espontaneamente ou apenas após o uso de medicações. A asma manifesta-se com presença de ruído característico, semelhante a um miado de gato, cientificamente chamado de sibilo, podendo piorar pela manhã ou à noite, normalmente apresentando mais de um fator desencadeante.

A hiper-responsividade da musculatura lisa (aumento na espessura do músculo), associada a aumento e espessamento do muco em razão da presença de estímulos irritantes, gera obstrução da passagem do ar, causando nas pessoas a falta de ar, conforme vemos na Figura 8.5.

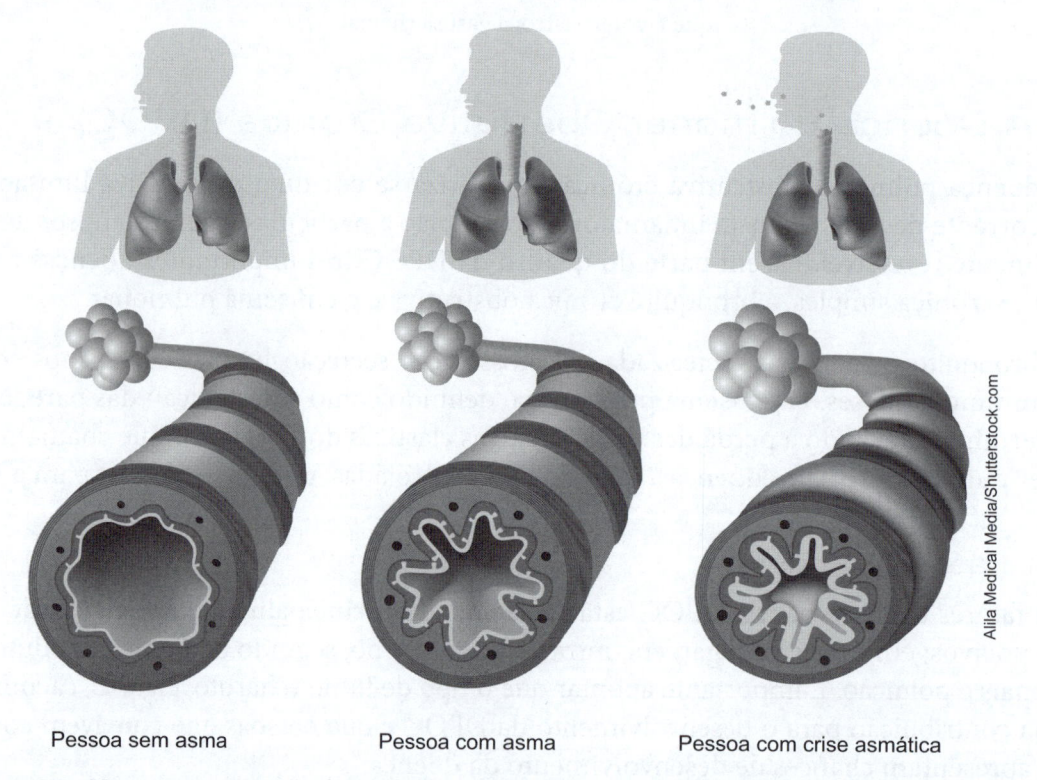

Figura 8.5 - Note a representação de três bronquíolos. O primeiro esquema (à esquerda) mostra uma pessoa não asmática; repare no diâmetro interno do bronquíolo e na espessura da musculatura lisa. O segundo modelo é representativo de uma pessoa asmática; visualize o diâmetro interno do bronquíolo diminuído, com o espessamento da musculatura lisa associado à presença de muco. Na última figura, vemos o processo intensificado, com importante diminuição do diâmetro do bronquíolo.

8.2.4.1 Fatores de risco

A asma normalmente está associada à presença de alergia. Esta é uma resposta exagerada da nossa defesa a um agente externo. Pessoas asmáticas podem apresentar o início da manifestação da doença diante de inúmeros fatores de risco, tais como: alérgicos, irritantes, infecções, medicamentos, agentes físicos e fatores emocionais.

Os principais agentes alérgicos encontrados nos domicílios são produzidos por ácaros, mofo, baratas e animais domésticos com pelo. Os ácaros provocam a alergia por meio de suas fezes, que ficam acumuladas no carpete, no colchão e nos móveis. Quanto aos animais, os gatos irão provocar a alergia por meio de uma substância produzida por suas glândulas sebáceas, a qual fica suspensa no ar; já os cães produzem substâncias provenientes da saliva, da pele e da urina. O fumo é um fator de risco clássico no início e no aumento dos sintomas da asma. Alguns alimentos também podem provocar a asma; assim, o leite de vaca, o ovo, a soja, o amendoim, o peixe, as ostras e as nozes são os principais desencadeantes alimentares. Eventos estressantes na vida de uma criança podem levá-la a manifestar crises de asma, e eventos positivos protegem-na dessas crises.

8.2.4.2 Diagnóstico

O diagnóstico da asma é dado por meio da coleta de história pessoal associada a resultados de exames laboratoriais e respiratórios. Normalmente a pessoa apresenta falta de ar - visualizada na dificuldade de respirar -, chiado no peito (sibilo), tosse e algum fator desencadeante.

8.2.4.3 Tratamento

O tratamento da asma pode ocorrer em dois momentos: durante ou após a crise asmática. No momento da crise, a maior preocupação da equipe é verificar quanto de oxigênio está chegando aos tecidos, levando, muitas vezes, à internação do indivíduo em uma unidade de terapia intensiva (UTI) para a administração de medicamentos e de oxigênio. No tratamento pós-crise, os objetivos são controlar os sintomas, prevenir as crises, evitar internações, permitir a realização de atividades normais (ir à escola, trabalhar ou realizar algum exercício) e evitar a cronificação da doença. Assim, fazem parte das medidas o uso de medicações, associado a inalações, e o controle ambiental.

Como medidas de controle ambiental, buscamos a redução da exposição domiciliar aos ácaros e, assim, recomendamos: uso de capa em colchões e travesseiros, evitar travesseiros de pena, arejar a casa e realizar a limpeza frequente, com a retirada do pó com aspirador, utilizar pano úmido nas superfícies do chão e dos móveis para a limpeza, evitar a presença de bichos de pelúcia ou pano em ambiente aberto, não ter animais de pelo em casa e ausência do tabagismo no domicílio.

Amplie seus conhecimentos

A asma, como mencionado, tem atingindo grandes proporções no mundo e no Brasil. A sociedade tem-se mobilizado no combate da doença. Exemplo disso foi a criação, em 14 de novembro de 1992, da Associação Brasileira de Asmáticos (Abra), que tem por objetivo ajudar médicos e pacientes no tratamento da asma. A fundação conta com o trabalho voluntário para a realização de palestras educativas sobre prevenção e controle da asma.

Fonte: <http://www.asmaticos.org.br/>. Acesso em: 16 dez. 2013.

8.2.5 A rinite alérgica

A rinite alérgica é definida como uma doença crônica da mucosa do nariz, acompanhada por espirros, obstrução (conhecida como "nariz fechado"), coriza e coceira nos olhos, no nariz ou na faringe.

8.2.5.1 Fatores de risco

Os fatores de risco são aqueles que, ao reagirem com a mucosa do nariz, podem desencadear uma intensa reação do organismo. Ácaros, baratas, pelos de animais, fungos e polens são os principais fatores desencadeantes.

8.2.5.2 Diagnóstico

O diagnóstico é feito por meio da história pessoal associada à visualização direta e minuciosa da pessoa doente. A pessoa com rinite alérgica apresenta sintomas nasais (espirro, nariz entupido, coriza e coceira) e dermatológicos (coceiras e descamações na pele). Logo, a pessoa terá respiração oral e palidez com presença de olheiras.

Testes na pele também podem ser utilizados, com o intuito de pesquisar possíveis agentes desencadeantes. Tais testes são realizados em um consultório por um médico e apresentam o diagnóstico imediato para possíveis agentes desencadeantes.

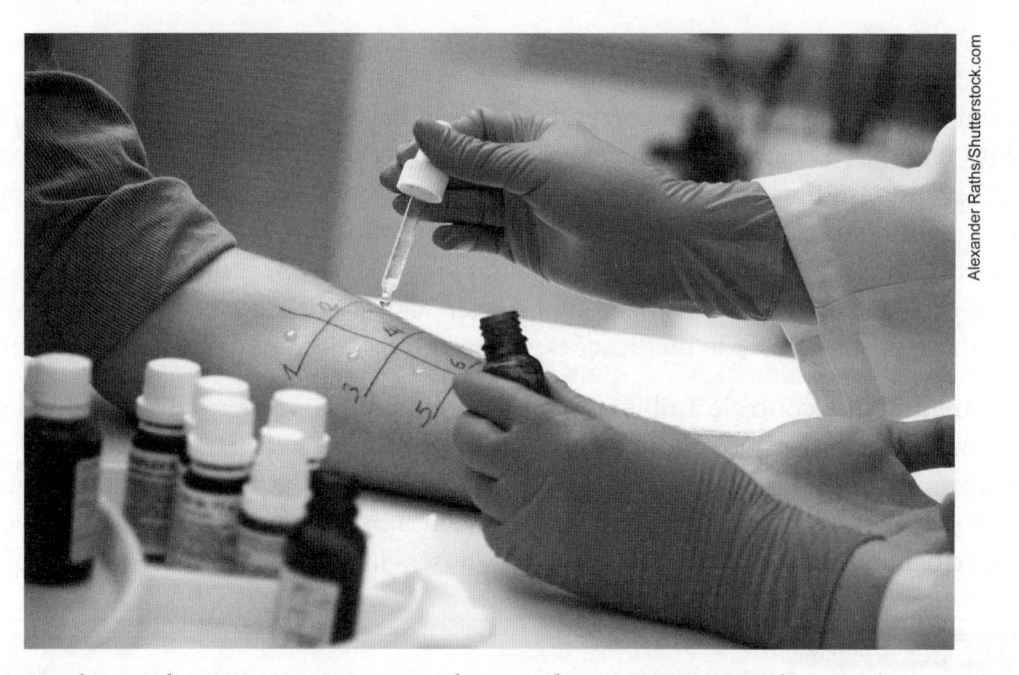

Figura 8.6 - Realização de um teste cutâneo para a detecção de possíveis agentes alérgicos. Para a realização do teste, a pessoa expõe o antebraço, em que o especialista irá marcar locais específicos, e em cada local serão colocadas amostras de substâncias alergênicas. Após um determinado tempo, retiram-se as substâncias e realiza-se a leitura por meio da visualização direta de reações cutâneas. Os agentes cujos locais tiverem reação presente serão aqueles responsáveis por desencadear o processo alérgico na pessoa.

8.2.5.3 Tratamento

A rinite, quando não é bem tratada gera pessoas acostumadas a respirar pela boca.

O tratamento da rinite alérgica tem por objetivo curar a função do nariz que estava comprometida, evitando que o comprometimento atinja também a função do sistema respiratório. O tratamento baseia-se na terapia medicamentosa, no controle ambiental e na realização de atividades físicas. O controle ambiental, assim como na asma, busca afastar os agentes causadores, portanto, as mesmas medidas devem ser tomadas para a rinite. A natação é a atividade física mais indicada para a melhora do quadro da rinite alérgica; contudo, em pessoas que apresentam coriza, o tratamento inadequado da água da piscina e/ou o uso de cloro podem desencadear mais sintomas, não sendo indicada essa atividade.

Vamos recapitular?

Foram descritos, neste capítulo, conceitos gerais sobre câncer e terminologias utilizadas, bem como discutidas as doenças crônicas respiratórias (DPOC, asma e rinite alérgica). Concluímos que elas apresentam um importante impacto na saúde mundial e brasileira. Revisamos conceitos anatômicos e fisiológicos necessários ao entendimento dessas doenças, abordamos seus aspectos epidemiológicos no mundo e no Brasil e descrevemos os fatores de risco, o diagnóstico e o tratamento dessas doenças.

Agora é com você!

1) Maria Eugênia, branca, estudante universitária, costuma tomar banhos de sol todo fim de semana na piscina do seu prédio. Como ela sai sexta-feira à noite e volta muito tarde, não consegue acordar cedo, o que a faz descer para tomar sol por volta do meio-dia. Para conseguir "pegar uma cor" mais rápido, costuma passar óleo de cenoura no corpo. Durante a semana, Maria Eugênia costuma fazer bronzeamento artificial em uma clínica particular. Mediante tais fatos, responda às perguntas que seguem:

   a) O que são carcinogênicos? Quais exemplos você pode retirar do texto?
   b) Qual é o tipo de câncer que a estudante pode apresentar futuramente?
   c) Como você aconselharia a estudante?

2) Sua vizinha, a senhora Maria, tem duas filhas: Carla, de 3 anos, e Bruna, de 9 anos. Ultimamente, a senhora Maria tem ido inúmeras vezes ao pronto-socorro levar as meninas, pois as duas apresentam chiado frequente e falta de ar. Cansada de inúmeras idas ao pronto-socorro, sem sucesso, ela solicita que você vá à casa dela para ver como as meninas moram, pois, segundo a médica do pronto-socorro, a doença está associada ao modo de vida das garotas. Ao chegar ao domicílio, você foi recepcionado pelo Milu (cachorro vira-lata que está com a família há 8 anos) e encontrou uma sala com muitos enfeites, tapetes, almofadas e pelos! Nos quartos, você encontrou uma coleção enorme de bichinhos de pelúcia localizada em duas prateleiras acima das camas das meninas.

a) Diante dos sintomas descritos, qual doença você acredita que elas tenham? Justifique.

b) Identifique os principais agentes desencadeantes do processo alérgico encontrados na casa da senhora Maria.

c) Quais seriam as orientações que você daria para a sua vizinha?

9 Princípios Celulares para a Farmacologia

Para começar

Este capítulo tem por objetivo discutir como agem os fármacos no corpo humano. Para isso, definiremos os receptores de membrana, discutiremos os conceitos de farmacodinâmica e farmacocinética e revisaremos os principais órgãos envolvidos no metabolismo dos fármacos.

9.1 Revisão de alguns órgãos

Para compreendermos como um medicamento atua no corpo, precisamos relembrar dois órgãos importantíssimos no metabolismo e na excreção de drogas: o fígado e o rim.

9.1.1 O fígado

O fígado (Figura 9.1) está localizado no lado direito da cavidade abdominal, lateralmente ao estômago e, inferiormente, em contato com o intestino grosso. O fígado é irrigado pelas artérias hepáticas e drenado pelas veias porta e cava inferior. A veia porta é a principal via de comunicação do fígado com o corpo, pois é por meio dela que este órgão drena o sangue de todo o corpo. O fígado é constituído por diversos tipos celulares, e os hepatócitos são as células mais frequentes, seguidas das células de Kupfer.

Os hepatócitos estão localizados próximos aos capilares, o que facilita trocas metabólicas (absorção de nutrientes e secreção de metabólitos sintetizados pelos hepatócitos). As células de Kupfer constituem o sistema de defesa do fígado e estão localizadas na luz dos capilares, facilitando sua ação na destruição de possíveis microrganismos que possam ter penetrado na corrente sanguínea.

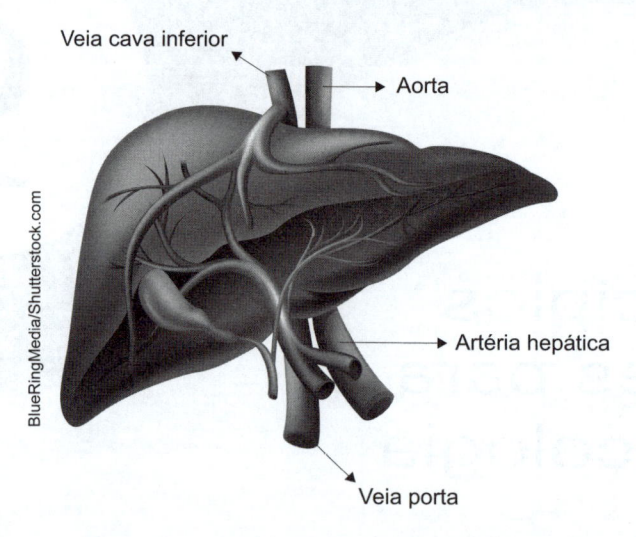

Figura 9.1 - Artérias aorta (porção abdominal) e hepática, e as veias porta e cava inferior.

Fique de olho!

Damos o nome de cirrose à condição resultante da morte dos hepatócitos. São causadores de cirrose: medicações tóxicas ao fígado, excesso de alguns minerais (ferro), contaminação pelo vírus da hepatite C, uso abusivo de álcool etc.

9.1.2 Os rins

Situado próximo à parede posterior do tórax, o rim direito localiza-se em uma região mais inferior quando comparado ao esquerdo, por apresentar-se logo abaixo do fígado. Os rins são formados por milhões de néfrons, que são a sua unidade funcional, significando que nos néfrons acontece o processo de filtração renal. A irrigação do órgão se dá pela artéria renal, e a drenagem, pela veia renal. É importante referirmos que ambas (artéria e veia) se ramificarão até atingirem os néfrons, apresentando uma íntima relação com os capilares sanguíneos e conferindo maior facilidade para realizar os processos de filtração, reabsorção e secreção.

Algumas doenças podem gerar perdas importantes nos néfrons, prejudicando assim a função renal. O diabetes e a hipertensão são exemplos de doenças que causam lesões renais. Uma vez lesionado, o rim passa a não filtrar adequadamente, mantendo substâncias tóxicas às células circulando na corrente sanguínea.

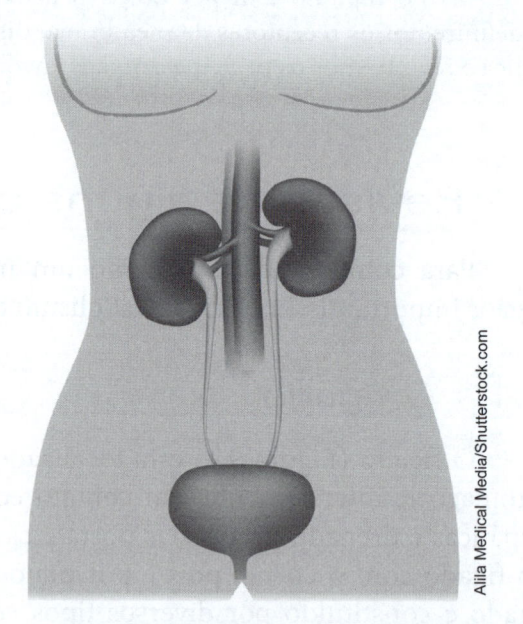

Figura 9.2 - Posição dos rins mediante a cavidade peritoneal; note que o rim direito está um pouco abaixo, quando comparado ao esquerdo, fato esse decorrente da posição anatômica do fígado (acima do rim direito).

> **Amplie seus conhecimentos**
>
> Entende-se por insuficiência renal a perda da função do rim. Pode ser classificada em aguda ou crônica. A perda aguda normalmente é rápida, contudo, temporária, diferentemente da insuficiência crônica, em que temos a perda lenta e progressiva dos rins. É interessante destacar que pacientes com insuficiência renal crônica normalmente não apresentam sintomas, pois seu organismo consegue adaptar-se, de forma gradual, às alterações decorrentes da perda da função renal. Indivíduos com insuficiência renal aguda, por sua vez, apresentam sintomas e necessitam de tratamento imediato, até o retorno das funções renais.
>
> UNIFESP. Departamento de Enfermagem. *Insuficiência renal*. Disponível em: <http://www.unifesp.br/denf/NIEn/insuf_renal/insuficiencia_renal.htm>. Acesso em: 6 jan. 2014.

9.2 Introdução à farmacologia

Todo medicamento ou fármaco, ao entrar em nosso organismo, passa, obrigatoriamente, por quatro mecanismos distintos - absorção, distribuição, metabolização e excreção -, para que seu uso resulte no efeito desejado.

A primeira etapa por que todo fármaco precisa passar para atingir a corrente sanguínea é a absorção. Assim, fármacos ingeridos pela via oral serão absorvidos no intestino delgado e encaminhados ao fígado, onde, através da veia porta, serão conduzidos por veias, vênulas e capilares até as células. A veia porta tem a função de drenar todo o sangue do sistema digestório e conduzi-lo ao fígado. Da mesma forma, fármacos injetados via sistema venoso serão conduzidos à veia porta, seguindo o mesmo trajeto daqueles que foram absorvidos pela via oral.

Chegando ao fígado, inicia-se a segunda etapa, que é a distribuição do fármaco por todo o organismo. Assim, dizemos que, após a passagem do medicamento pelo fígado, a droga se encontra biodisponível na circulação sanguínea. Os fármacos podem ser encontrados na corrente sanguínea de duas formas, a saber: ligados a proteínas ou isolados. Quando um fármaco se encontrar ligado, passará mais tempo circulando na corrente sanguínea, pois o tamanho do complexo proteína + fármaco impede a sua passagem pelos capilares; ao contrário, fármacos isolados passam pelos capilares e atuam nas células rapidamente.

A próxima etapa é o metabolismo do fármaco pelo fígado, de forma que facilite a sua eliminação pelos rins. O fígado é o principal órgão no metabolismo de substâncias; contudo, outros órgãos, como rins e pulmões, podem também realizar esse metabolismo. É importante citarmos que, após serem metabolizados, alguns fármacos perdem o seu efeito.

Depois de metabolizados, os fármacos serão excretados. Os principais órgãos responsáveis pela excreção são os rins. Medicamentos não ligados a proteínas e solúveis em água são mais fáceis de serem excretados. Algumas condições, como fluxo urinário, fluxo sanguíneo e a própria função renal, influenciam a capacidade de excreção de fármacos. Assim, algumas doenças, como o diabetes e a hipertensão, podem gerar lesões renais e, portanto, importantes deficiências na excreção de fármacos e de outras substâncias tóxicas ao organismo.

> **Fique de olho!**
>
> Alguns medicamentos são eliminados no leite materno. Durante a amamentação, a mulher deve tomar muito cuidado com as medicações que utiliza, pois muitas delas serão eliminadas pelo leite e poderão passar para a criança, causando complicações.

9.2.1 Receptores

Para que um fármaco possa atuar no organismo, precisa ligar-se de forma seletiva a uma molécula-alvo, conhecida como receptor, ou seja, é uma macromolécula que, por meio de sua ligação a um determinado fármaco, é capaz de mediar alterações no organismo. As proteínas são as principais macromoléculas que atuam como receptores de fármacos, apresentando-se em quatro tipos: enzimas, moléculas transportadoras, canais iônicos e receptores.

Como foi discutido no Capítulo 5 sobre as moléculas transportadoras e os canais, neste capítulo nos concentraremos apenas em descrever uma proteína e definir enzima.

9.2.1.1 Proteínas

As proteínas apresentam inúmeras funções no organismo humano, dinâmicas e estruturais. Funções dinâmicas incluem o transporte, o controle metabólico e contração muscular, ao passo que funções estruturais estão relacionadas ao fato de as proteínas estarem presentes no tecido conjuntivo, dando estrutura e forma aos organismos.

Sabemos que todos os diferentes tipos de proteínas são originados de apenas vinte tipos de aminoácidos. Para essa enorme diversidade de proteínas, a natureza "monta" longas sequências de arranjos de aminoácidos.

Todo aminoácido apresenta uma mesma estrutura (um átomo central de carbono ligado a um grupo carboxila, um grupo amina, uma molécula de hidrogênio e um radical); no entanto, o que confere a diferença de um aminoácido para outro é o radical, que pode variar de um simples átomo de hidrogênio a grupos mais complexos, Figura 9.3.

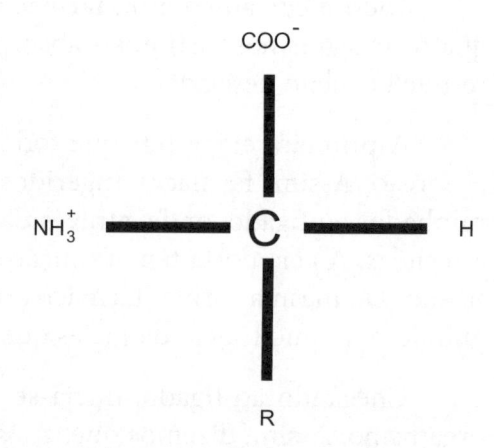

Figura 9.3 - Estrutura geral dos aminoácidos. Na ilustração, você visualiza o átomo de carbono central com suas quatro ligações, respectivamente, a um átomo de H (hidrogênio), a R (um radical), a um NH_3^+ (grupo amina) e a um COO^- (grupo carboxila).

9.2.1.2 Enzimas

As enzimas são proteínas especializadas na catálise de reações do metabolismo celular. O termo catálise refere-se ao fato de as enzimas acelerarem a velocidade de reações. Outro fato importante é que as enzimas catalisam as reações sem participar delas como produto ou reagente.

A atividade de uma enzima é determinada pela temperatura e pelo pH do local. Assim, para o bom funcionamento enzimático, a temperatura deve estar de acordo com a temperatura corporal; variações acima geram a desnaturação (perda da função) da enzima. O pH também atua da mesma forma que a temperatura. Assim, as enzimas trabalharão com o máximo de sua eficiência em faixas de pH consideradas normais ao organismo; alterações geram a perda de sua função.

As enzimas são muito específicas ao seu substrato (substância a ser catalisada). Essa especificidade está relacionada à existência de um local denominado sítio ativo, onde ocorre a reação enzimática.

9.2.2 Definição de termos

9.2.2.1 Farmacodinâmica

O termo farmacodinâmica é definido como os efeitos de um fármaco sobre o corpo.

9.2.2.2 Farmacocinética

O termo farmacocinética engloba absorção, distribuição, metabolismo e excreção de fármacos. Assim, alguns aspectos devem ser considerados:

» Com relação à distribuição: sabemos que a distribuição acontece em primeiro lugar para os tecidos altamente perfundidos, tais como cérebro, fígado, coração e rins, e em seguida para os demais tecidos (vísceras, músculos, pele, tecido adiposo e ossos). Outro aspecto importante é que a distribuição sofre a interferência de condições como: edema (dose distribuída em maiores volumes); desidratação (dose distribuída em pequenos volumes) e quantidade de tecido adiposo marrom (associado a risco de intoxicação grave).

» Com relação à absorção: a absorção de um fármaco consiste na passagem do fármaco do seu local de administração para a corrente sanguínea. Para que ocorra a absorção, é preciso considerar as membranas celulares, pois podem impedir ou facilitar o processo de absorção. Assim, um idoso que utiliza sonda para se alimentar há muitos anos provavelmente terá diminuição das vilosidades encontradas nas células intestinais ou nos enterócitos (as quais são responsáveis por aumentar a superfície de contato dos enterócitos), causando lentificação na absorção de nutrientes. Outro aspecto importante relacionado à absorção é que a droga, para apresentar ótimo desempenho, precisa ser absorvida de forma rápida, superando o metabolismo e a excreção, a fim de manter a sua concentração. Assim, para obter resultados específicos, foram desenvolvidas as vias de administração de drogas, que são classificadas em via oral e via parenteral, as quais serão abordadas no Capítulo 10.

» Com relação ao metabolismo: como já discutido, o principal órgão responsável pelo metabolismo é o fígado. Ressaltamos a atenção que o profissional precisa ter ao administrar uma medicação, pois ela pode ser tóxica ao fígado. Outro ponto importante é o cuidado redobrado na administração de medicações em indivíduos com problemas hepáticos, idosos e bebês, pois, em todos os casos, em razão da deficiência hepática, pode-se ter o excesso da droga circulante, o que leva à intoxicação.

» Com relação à excreção: o rim é o principal órgão responsável pela excreção de fármacos. Deve-se ter atenção redobrada quando for necessário utilizar drogas com efeito tóxico ao rim (nefrotóxicas). Um exemplo são os contrastes utilizados em exames diagnósticos para melhor visualização da área a ser analisada. Outra situação é aquela gerada pelo *diabetes mellitus* não controlado, o que causa danos irreversíveis ao rim, gerando perda da função de néfrons e, portanto, perda do controle de metabólitos circulantes (restos de fármacos e excretas), causando importante repercussão sistêmica.

Vamos recapitular?

Neste capítulo, você aprendeu como os fármacos atuam no corpo e a forma pela qual as respostas celulares a determinados fármacos são estabelecidas.

Agora é com você!

1) Descreva o caminho que o fármaco faz ao ser ingerido, até chegar às células.

2) Por que a ação de fármacos administrados por via venosa é mais rápida do que quando administrados por via oral? Qual princípio define tal ação?

3) Depois de Dorivaldo ter recebido o diagnóstico de cirrose dado pelo médico do posto de saúde, sua esposa, triste, questiona por que ele havia escondido que era alcoólatra por tantos anos, visto que eram casados há mais de quarenta anos. O senhor Dorivaldo, não entendendo a afirmação de sua esposa, pede explicações, e ela, triste, responde: "- Ora, Dorivaldo, você não sabia que todo cirrótico é bêbado?".

Diante do ocorrido, responda:

a) A afirmação da esposa do senhor Dorivaldo é verdadeira? Por quê?

b) Qual é o órgão lesionado na cirrose e quais são as suas implicações na farmacocinética?

10

Noções Básicas sobre Medicamentos e Fármacos

Para começar

Este capítulo tem por objetivo expor conceitos sobre medicamentos, produtos e formas farmacêuticas, ação dos medicamentos, vias de administração e cuidados na administração de medicamentos. Discutiremos também noções sobre os tipos de medicamentos, suas ações e interações, bem como alguns cuidados com idosos e crianças.

10.1 Aspectos gerais dos medicamentos

10.1.1 Conceitos

A seguir, utilizaremos alguns conceitos técnicos presentes na Lei nº 5.991, de 17 de dezembro de 1973, que dispõe sobre o controle sanitário do comércio de drogas, medicamentos, insumos farmacêuticos e correlatos e dá outras providências.

Medicamento é toda substância química obtida ou elaborada de forma técnica, com ação profilática, curativa, paliativa ou diagnóstica. Um exemplo de medicamento que atua como profilático são as vacinas utilizadas na prevenção de doenças, como a vacina da gripe. Já os medicamentos que apresentam ação curativa, como os antibióticos ou os antitérmicos, são utilizados, respectivamente, no tratamento de infecções e febre. Os medicamentos com ação paliativa são utilizados em indivíduos que estão em fase terminal e que necessitam de alívio da dor. Por fim, os contrastes são um exemplo de medicações utilizadas para a melhor visualização de exames, garantindo diagnósticos adequados.

> **Fique de olho!**
>
> Doenças que estão em fase terminal são aquelas que não apresentam mais possibilidades terapêuticas de cura. Assim, fica a equipe de saúde responsável por manter os cuidados necessários ao alívio dos sintomas, além de garantir a assistência integral, isto é, o conforto físico, psíquico, social e espiritual. Nessa fase, fica assegurado à pessoa e/ou à sua família o direito de alta hospitalar, se desejado, possibilitando ao paciente passar seus últimos momentos de vida no seio familiar.

Correlato é definido como substância química, produto, aparelho ou acessório que não se encaixa na descrição de medicamento, cujo uso, no entanto, está relacionado "à defesa e proteção da saúde individual ou coletiva". Fazem parte dos correlatos produtos voltados à higiene, cosméticos, perfumes, produtos de uso em ambientes, bem como para a realização ou análise de diagnósticos, produtos dietéticos, óticos, de acústica médica, odontológicos e veterinários. Salientamos que alguns produtos na área da saúde, especialmente na área da dermatologia, são classificados como correlatos, no entanto, são utilizados no dia a dia como medicamentos por profissionais desatentos, como é o caso dos ácidos graxos essenciais (AGE), portanto, requerem maior atenção.

De acordo com a Lei nº 9.787, de 10 de fevereiro de 1998, medicamento genérico é definido como um similar ao produto de referência, cuja existência normalmente está vinculada à quebra de patente desse produto de referência. Enfatizamos que os medicamentos genéricos apresentam a mesma eficácia, segurança e qualidade do medicamento de referência. Já os medicamentos similares são aqueles que diferem do medicamento de referência apenas em características relacionadas ao tamanho e à forma do produto, ao prazo de validade, à embalagem, à rotulagem, ao excipiente e aos veículos, devendo sempre ser identificados por nome comercial ou marca.

Para a venda de medicamentos ou correlatos, apenas dois tipos de estabelecimentos estão aprovados: farmácias ou drogarias. As farmácias são definidas como estabelecimentos que, além de manipularem fórmulas, também comercializam medicamentos, insumos e correlatos. Drogarias são estabelecimentos que comercializam medicamentos e correlatos, no entanto, não manipulam fórmulas.

> **Amplie seus conhecimentos**
>
> Com o objetivo de diminuir o impacto do preço dos remédios no orçamento familiar, o Ministério da Saúde (MS) criou o Programa Farmácia Popular do Brasil, que tem como meta disponibilizar medicamentos básicos e essenciais à população, a preços acessíveis. Atualmente o programa disponibiliza uma lista de 113 medicamentos e preservativo masculino.
>
> Desde o dia 14 de fevereiro de 2011, as medicações básicas para o tratamento da hipertensão e do diabetes são disponibilizadas à população gratuitamente. Em 2006, o programa atingiu as farmácias privadas, garantindo as medicações para hipertensão, diabetes, asma, rinite, mal de Parkinson, osteoporose e glaucoma, bem como fraldas geriátricas.
>
> Fonte: <www.saude.gov.br/aquitemfarmaciapopular>. Acesso em: 15 dez. 2013.

10.1.2 Origem dos medicamentos

Os medicamentos podem ser classificados quanto à sua origem; assim, temos:

» Naturais: são medicamentos que se originam de animais, vegetais ou minerais.

» Sintéticos: são medicamentos preparados a partir de combinações de substâncias químicas em laboratórios de indústrias farmacêuticas.

» Semissintéticos: são medicamentos provenientes de substâncias naturais que sofreram algumas alterações.

10.1.3 Tipos de ação dos medicamentos

Os medicamentos podem apresentar dois mecanismos de ação: local ou sistêmica. A ação local é a realizada por um medicamento no próprio local de sua aplicação, não passando para a corrente sanguínea. Pomadas, colírios, óvulos vaginais e alguns antiácidos são exemplos de medicamentos que apresentam ação local.

A ação geral ou sistêmica é a que se observa após o medicamento passar para a corrente sanguínea. Esse tipo de medicamento precisa ser absorvido pelo sistema digestório ou injetado em vasos para que, na corrente sanguínea, exerça sua ação em determinados locais.

10.1.4 Formas farmacêuticas

Forma farmacêutica é o modo de apresentação de um medicamento. A escolha tem como base a capacidade de este realizar sua máxima ação, causando o mínimo de problemas aos seus usuários. Os medicamentos podem ser apresentados nas formas sólida, semissólida, líquida e gasosa.

10.1.4.1 Forma sólida

Os medicamentos na forma sólida podem ser apresentados em seis tipos, a saber: pó, comprimido, drágea, cápsula, supositório e óvulo.

» O pó necessita ser diluído e normalmente é encontrado sob a forma de cristais; um exemplo são alguns tipos de antibióticos que necessitam ser primeiro diluídos para depois serem administrados.

» O comprimido é o resultado da compressão do pó em formas apropriadas. É importante mencionarmos que comprimidos sem sulcos não devem ser cortados, e acrescentamos que deve ser respeitada a quantidade de sulcos; assim, comprimidos com dois sulcos devem ser divididos em apenas duas partes; com quatro sulcos, em apenas quatro partes, e assim por diante. Outro aspecto importante é que, na impossibilidade de cortar os comprimidos a fim de obter a quantidade desejada, estes devem ser transformados em pó (macerados) e diluídos em 10 ml de água para que sejam aspirada, com o auxílio de uma seringa, apenas a quantidade necessária.

> **Exercício resolvido**
>
> Foram prescritos 5 mg de uma medicação, e somente temos comprimidos de 20 mg disponíveis no mercado para compra. Como devemos proceder?
>
> Solução
>
> O primeiro passo será dividir o comprimido, pelo sulco, em duas partes; assim, cada parte terá 10 mg. O segundo passo será guardar uma parte e macerar a outra metade (10 mg). O terceiro passo será diluir em 10 ml a metade macerada e aspirar, com o auxílio de uma seringa, 5 ml, que equivalem a 5 mg.

» A drágea é formada por grânulos comprimidos envolvidos por uma solução de queratina, açúcar e corante. Estes são artifícios utilizados para esconder o sabor desagradável da medicação, proteger as mucosas e facilitar a deglutição. Não pode ser aberta, pois a medicação pode ser degradada pelas enzimas da saliva ou do estômago antes de ser absorvida no intestino, perdendo assim o efeito terapêutico.

» A cápsula é um dispositivo de gelatina que contém pós, grânulos ou líquidos coloridos, utilizada pelos mesmos motivos das drágeas. Nunca deve ser aberta, pois o seu conteúdo é irritante para o esôfago e o estômago.

» O supositório de ação local ou sistêmica apresenta forma cônica e é feito à base de glicerina ou manteiga de cacau, o que favorece a sua aplicação retal. Está disponível, no mercado, para o público infantil e o adulto, e em ambos os casos não se recomenda cortá-lo ao meio. Deve ser introduzido lentamente no ânus e segurado por 3 minutos, possibilitando que se molde ao reto, ali permanecendo.

» O óvulo é usado para o tratamento vaginal. Orientamos a mulher a utilizá-lo à noite e, de preferência, antes de dormir. Para a sua introdução na vagina, é necessário o uso do aplicador que acompanha o medicamento, bem como um posicionamento que auxilie na sua introdução.

10.1.4.2 Forma semissólida

Os medicamentos em forma semissólida são apresentados em quatro formas, a saber: pomada, creme, pasta e gel.

» A pomada, de consistência mole, é de uso tópico (pele e mucosa). Por ser oleosa, costuma apresentar absorção lenta, contudo, efeito prolongado. Indicada em lesões secas.

» O creme, também de consistência mole, apresenta na sua fórmula grandes quantidades de água, o que contribui para uma absorção mais rápida.

» A pasta apresenta consistência macia e tem na sua formulação até 20% de pó. Não apresenta absorção.

» O gel é a forma farmacêutica que possui grandes concentrações de água, no entanto, não é absorvido pela pele.

10.1.4.3 Forma líquida

Fazem parte da forma líquida: xarope, elixir, suspensão, colírio, solução e enema.

» O xarope é uma mistura que apresenta grande concentração de açúcar, água e o medicamento. Alguns podem conter edulcorantes de framboesa ou morango, por exemplo.

» O elixir é uma solução que apresenta em sua constituição o medicamento, açúcar e álcool.

» A suspensão é um líquido que contém um sólido ou outro líquido que não se dissolvem um no outro, ficando suspenso. Para o preparo da suspensão, é necessária a utilização de água filtrada ou água fervida fria (de acordo com a quantidade indicada pelo fabricante) para misturar o conteúdo sólido (pó). Logo depois de todo o conteúdo ser dissolvido, a medicação já estará pronta para ser oferecida.

» O colírio é uma solução estéril utilizada nos olhos.

» A solução é uma fórmula líquida e homogênea resultante da mistura de dois líquidos ou de um líquido e um sólido.

» O enema é uma forma farmacêutica líquida de uso retal, classificado, de acordo com sua função, em medicamentoso ou laxativo (aumenta o volume das fezes e também atua amolecendo o bolo fecal).

> **Lembre-se**
>
> As substâncias podem ser encontradas na forma pura ou na forma de mistura de uma ou mais substâncias. Um exemplo é a água mineral, que, mesmo sendo referida como água, apresenta em sua constituição diversas substâncias dissolvidas, como minerais e sais.
>
> Outro aspecto importante que precisamos relembrar é o conceito de mistura homogênea *versus* mistura heterogênea. Uma mistura homogênea apresenta aspecto uniforme (exemplo: o ar), ao contrário de uma mistura heterogênea, que apresenta mais de uma fase ao serem misturadas as substâncias (exemplo: água e óleo).

10.1.4.4 Forma gasosa

Utilizada principalmente para a administração de substâncias que são voláteis, ou seja, que, ao entrarem em contato com a atmosfera, vaporizam-se. Fazem parte desse grupo os aerossóis.

10.1.5 Vias de administração

A escolha da via de administração de um medicamento depende, principalmente, das suas propriedades e de seus objetivos.

» Via de administração oral (VO): exige da pessoa que irá receber a medicação apresentar deglutição, digestão e absorção intestinal preservadas. Assim, para idosos que perderam a função de deglutição em virtude do Alzheimer, por exemplo, recomendamos a escolha de outra via.

» Via de administração parenteral (VP): não exige da pessoa a capacidade de engolir. Fazem parte dessa via as seguintes formas de administração:

intramuscular (IM): diretamente no músculo;

endovenosa (EV): aplicada no interior de uma veia;

intra-arterial (IA): diretamente em uma artéria;

intraperitoneal (IP): diretamente na cavidade abdominal, com a contribuição do músculo peritônio;

intratecal (IT): com administração no sistema nervoso central;

subcutânea (SC): na camada de gordura localizada abaixo da pele;

intradérmica (IT): entre as camadas da pele.

» Via de administração pela mucosa (VM): apresenta uma rápida absorção do medicamento pela circulação sanguínea, obtendo de modo rápido os efeitos desejados do medicamento. Isso ocorre graças à presença de capilares que irrigam as mucosas. Encontramos mucosas no sistema respiratório, na boca (especialmente na região abaixo da língua), nos olhos, no reto e na vagina.

» Via de administração tópica (VT): é a administração de medicação na pele.

10.2 Prescrição de medicamentos

De acordo com a Lei nº 5.991, de 17 de dezembro de 1973, prescrição ou receita de um medicamento é a "prescrição escrita de medicamento, contendo orientação de uso para o paciente, efetuada por profissional legalmente habilitado, quer seja de formulação magistral ou de produto industrializado".

10.2.1 Receita médica

A receita médica deve seguir um padrão estabelecido por lei; no entanto, muitas vezes, ao passarmos por uma consulta, nós nos deparamos com receitas ilegíveis, não datadas etc. Pensando nisso, discutiremos brevemente as principais leis que definem como deve ser uma receita, visto sua extrema importância.

De acordo com a Lei nº 5.991, de 17 de dezembro de 1973, fica estabelecido no artigo 35 que a receita deve ser legível, escrita em português, à tinta, com os nomes por extenso (sem códigos ou símbolos ou abreviações), datada, com a assinatura do profissional e o número de inscrição do conselho profissional, com o endereço do consultório ou da residência e o telefone de quem prescreveu, de forma que possibilite o contato (BRASIL, 1973). Pelo Decreto nº 3181, de 23 de setembro de 1999, é obrigatória a denominação genérica de medicamentos prescritos e, quando escrita, deve estar localizada no mesmo campo ou abaixo do nome comercial ou da marca (BRASIL, 1999). Com a Resolução nº 357, de 20 de abril de 2001, do Conselho Federal de Farmácia, fica estabelecido na Seção I, referente às medicações prescritas, que toda receita deve apresentar a quantidade total de medicamento, de acordo com a dose e a duração do tratamento, bem como a via de administração, o intervalo das doses e a dose máxima por dia.

Colocamos como observação a Instrução Normativa nº 9, de 17 de agosto de 2009, que permite a venda livre, sem necessidade de prescrição médica, de antiacneicos tópicos e adstringentes; antiácidos e antieméticos; antidiarreicos; antiespasmódicos; anti-histamínicos; antisseborreicos;

antissépticos orais, oculares, nasais, de pele e mucosas, urinários e vaginais tópicos; aminoácidos, vitaminas e minerais; anti-inflamatórios. Tais classes medicamentosas serão discutidas no próximo tópico.

10.3 Classes terapêuticas

Os medicamentos são classificados de acordo com a sua função no corpo. Assim, encontramos medicamentos que atuam nos sistemas cardiovascular, respiratório, digestório, urinário e genital, nervoso; no sangue; e na produção de células de defesa. Os medicamentos também atuam no tratamento do câncer e na cura de doenças causadas por bactérias, vírus, fungos e outros parasitas do homem. A seguir, veremos algumas dessas medicações e suas principais funções.

10.3.1 Medicações que atuam no sistema cardiovascular

» Medicamentos antiarrítmicos: utilizados na manutenção e/ou no controle da frequência dos batimentos cardíacos.

» Medicamentos cardiotônicos: são substâncias que aumentam a contração do coração.

» Medicamentos anti-hipertensivos: são utilizados para controlar a pressão sanguínea de pessoas que apresentam hipertensão arterial sistêmica (HAS). Podem atuar em diversos locais e de várias maneiras, a fim de obterem a redução da pressão sanguínea.

» Medicamentos vasodilatadores: atuam no músculo liso presente na camada adventícia dos vasos causando "relaxamento" importante destes (principalmente nas artérias de maior calibre), o que permite a diminuição da pressão arterial.

» Medicamentos antiaginosos: são vasodilatadores utilizados no tratamento da HAS e também possuem ação antianginosa (previnem a angina).

10.3.2 Medicações que atuam no sistema respiratório

» Medicamentos antitussígenos: atuam por meio de um efeito pouco definido, diminuindo a frequência e a intensidade da tosse. Atualmente não são mais utilizados, pois sabemos que a tosse é um mecanismo protetor do sistema respiratório contra agentes estranhos.

» Medicamentos expectorantes: são substâncias que estimulam o fluxo dos fluidos das vias aéreas respiratórias, ou seja, favorecem a tosse.

» Medicamentos mucolíticos: alteram a viscosidade das secreções, facilitando a remoção do muco.

» Descongestionantes nasais: diminuem o fluxo sanguíneo nas mucosas congestionadas, diminuindo a secreção e a reação inflamatória, melhorando, portanto, a respiração.

» Medicamentos broncodilatadores: promovem o relaxamento da musculatura lisa dos brônquios, melhorando a respiração.

10.3.3 Medicações que atuam no sistema digestório

- » **Medicamentos antiácidos:** atuam neutralizando o ácido clorídrico produzido pelo estômago.
- » **Medicamentos antieméticos:** impedem o refluxo do vômito.
- » **Medicamentos laxativos e purgativos:** facilitam a eliminação das fezes. Os purgativos são laxantes que apresentam efeitos mais intensos.
- » **Reeducadores intestinais:** utilizados para regular a função intestinal; normalmente são ricos em fibras.
- » **Medicamentos antiflatulentos:** auxiliam na eliminação de gases formados pelo intestino.
- » **Medicamentos antiespasmódicos:** usados para diminuir a contração da musculatura lisa decorrente de algum processo inflamatório. Atuam diminuindo a dor.
- » **Reidratantes orais:** são utilizados para repor água e sais minerais perdidos durante episódios de diarreia.
- » **Medicamentos hepatoprotetores:** usados para a proteção das células do fígado.
- » **Medicamentos antidiabéticos:** atuam reduzindo a glicose sanguínea. Podem ser orais ou injetáveis.
- » **Medicamentos antilipêmicos:** utilizados no tratamento da aterosclerose (condição na qual os vasos têm acúmulo de gordura, em virtude de alimentação inadequada rica em lipídios). Diminuem os níveis de colesterol e triglicerídeos.

10.3.4 Medicações que atuam no sistema urinário e genital

- » **Medicamentos diuréticos:** aumentam o volume urinário.
- » **Antissépticos urinários:** atuam inibindo ou reduzindo o crescimento de microrganismos somente nas vias urinárias.
- » **Estimulantes uterinos:** geram a contração uterina e são utilizados para induzir o parto.
- » **Medicamentos anticoncepcionais:** hormônios utilizados para evitar a gravidez; também atuam no tratamento de doenças ovarianas (ovário) e regulam o ciclo menstrual.

10.3.5 Medicações que atuam no sistema nervoso

- » **Medicamentos analgésicos:** utilizados para aliviar a dor e provocar a queda da temperatura.
- » **Sedativos e hipnóticos:** substâncias que diminuem as atividades do sistema nervoso, gerando um relaxamento generalizado, e, normalmente, levam ao sono.
- » **Miorrelaxantes:** atuam no sistema nervoso, relaxando a musculatura.
- » **Psicotrópicos:** regulam as atividades psíquicas do homem. Podem sedar o indivíduo, bem como estimular ou regular o humor.
- » **Medicamentos antiparkinsonianos:** utilizados no tratamento dos sintomas da doença de Parkinson.

10.3.6 Medicações que atuam no sangue e na produção de células de defesa

» Medicamentos antianêmicos: utilizados no tratamento da anemia.

» Medicamentos antiplaquetários: inibem a agregação das plaquetas no sangue, impedindo a formação de trombos. Previnem doenças como o infarto e o acidente vascular encefálico.

» Medicamentos anticoagulantes: atuam na coagulação do sangue, impedindo a formação de coágulos; popularmente definidos como medicações que "afinam o sangue".

» Medicamentos fibrinolíticos ou trombolíticos: atuam dissolvendo trombos.

» Medicamentos antineutropênicos: neutropenia é o nome dado à condição na qual a pessoa apresenta uma baixa produção de células de defesa, no caso, os neutrófilos. A neutropenia pode acontecer, por exemplo, em razão do uso de medicamentos no tratamento do câncer, ou de condições genéticas. Os medicamentos antineutropênicos atuam no tratamento da diminuição da defesa do organismo.

10.3.7 Medicação que atua no sistema inflamatório

O sistema inflamatório atua na proteção do organismo contra agressões de microrganismos ou lesões. Quando ativado, desenvolve uma cascata de eventos celulares que culminam com a produção de substâncias inflamatórias, as quais produzirão os sinais inflamatórios, como inchaço, vermelhidão, aumento da temperatura local e dor.

» Medicamentos anti-inflamatórios: utilizados para amenizar os sintomas da inflamação (febre, inchaço, vermelhidão e dor).

10.3.8 Medicações que atuam no tratamento do câncer

» Medicamentos antineoplásicos: atuam de diversas formas, mas de maneira seletiva, nas células cancerígenas, impedindo a sua proliferação. Normalmente atuam no DNA da célula, impedindo a mitose celular.

10.3.9 Antibióticos

Antibióticos são substâncias químicas de origem natural ou sintética que apresentam a capacidade de inibir o crescimento de microrganismos causadores de doenças (patógenos) ou de destruí-los. São classificados em bacteriostáticos (quando inibem o crescimento das bactérias) ou bactericidas (quando destroem a membrana celular das bactérias, causando sua morte).

Fazem parte desse grupo as penicilinas, as cefalosporinas, os antibióticos β-lactâmicos, os anfenicóis, os polipeptídios, os macrolídeos e os aminociclitóis.

Como esses medicamentos matam bactérias, o tratamento com antibióticos exige muito rigor, principalmente no que se refere ao horário e à duração. Sabemos que, quando não utilizados corretamente, ou seja, quando não tomados no horário certo e durante o tempo determinado, os antibióticos não são totalmente eficazes, pois deixam sobreviventes (que normalmente são as bactérias mais aptas), os quais continuam a se multiplicar, desta vez mais agressivas e não mais responsivas ao tratamento inicial. A essa seleção, que ocorreu de forma natural ao uso inadequado do antibiótico e se tornou refratária a esse uso, chamamos de resistência bacteriana.

Atualmente a resistência bacteriana tem gerado preocupação, pois muitas bactérias que eram consideradas de fácil tratamento são hoje consideradas totalmente resistentes a qualquer antibiótico. Desse modo, preocupado com o uso indiscriminado de antibióticos pela população, o governo proibiu a venda desses medicamentos sem receita.

10.3.10 Antivirais

Utilizados no tratamento e na prevenção de doenças causadas por vírus.

10.3.11 Antifúngicos

Também conhecidos como antimicóticos, são utilizados no tratamento contra fungos. Podem apresentar função fungicida ou fungistática.

10.3.12 Antiparasitários

Também chamados de parasiticidas, são utilizados, pela via tópica, no tratamento de infestações, como a escabiose (sarna) ou a pediculose (piolho).

10.3.13 Antiprotozoários

Medicamentos utilizados no tratamento de infestações por parasitas intestinais. Com os antiprotozoários podemos tratar a teníase, a ascaridíase, a ancilostomíase, a enterobíase, a estrongiloidíase, a tricocefalíase, a esquistossomose, a doença de Chagas, a leishmaniose, a malária e a giardíase.

10.4 Interação medicamentosa

De acordo com o glossário da Anvisa (2013), interação medicamentosa é definida como uma:

> Resposta farmacológica, toxicológica, clínica ou laboratorial causada pela combinação do medicamento com outros medicamentos. Também pode decorrer da interação do medicamento com alimentos, substâncias químicas ou doenças. Os resultados de exames laboratoriais podem ter sua confiabilidade afetada por sua interação com medicamentos. A interação medicamentosa pode resultar em um aumento ou diminuição da efetividade terapêutica ou ainda no aparecimento de novos efeitos adversos.

10.4.1 Interações medicamentosas com substâncias químicas ou medicações

Ocorrem no organismo do indivíduo após a ingestão do medicamento ou da substância química. As interações podem anular o efeito de uma medicação tóxica ingerida (atuando como antídoto), reverter um efeito de uma medicação ou potencializar o efeito desta.

Cabe destacar que uma das principais causas de interação medicamentosa são as inúmeras prescrições, vindas de médicos de especialidades diferentes, a uma mesma pessoa; outra causa importante é a automedicação.

São alguns exemplos de interações:

- Álcool + psicotrópico: o álcool potencializa o efeito do psicotrópico, podendo, por exemplo, causar sonolência importante e até a morte.
- Álcool + antiagregante plaquetário: o álcool aumenta a ação do antiagregante plaquetário, podendo causar sangramentos.
- Antiagregante plaquetário + sedativo: o antiagregante associado ao sedativo auxilia no alívio da dor.
- Antibiótico + anticoncepcional: o antibiótico interrompe o efeito do anticoncepcional oral.
- Antitussígeno + xarope expectorante: apresentam ações contrárias e, quando utilizados em conjunto, não exercem suas funções, não tratando a pessoa.

10.4.2 Interações medicamentosas com alimentos

- Leite + sulfato ferroso: o sulfato ferroso é um exemplo de uma medicação antianêmica. Seu uso concomitante com o leite diminui a absorção do medicamento.
- Antibiótico + leite: o antibiótico nunca deve ser tomado com leite, pois o cálcio presente neste reduz a absorção do medicamento.

10.5 Cuidados com os extremos de idade

Para evitar complicações vindas do uso de medicamentos, devemos atentar para algumas particularidades do funcionamento do organismo dos idosos e das crianças. Assim, daremos uma breve explanação sobre os principais tópicos.

- Crianças apresentam: 1. suco gástrico menos ácido que o dos adultos - dificultando a ação das enzimas durante a digestão; 2. esvaziamento mais lento do estômago e do intestino - algumas substâncias são muito mais bem absorvidas, pois passam um longo tempo no intestino, o que pode potencializar o efeito de medicações; 3. crianças de até 12 meses apresentam uma filtração renal lenta - o que faz algumas medicações circularem pelo organismo e exercerem seus efeitos por mais tempo.

- Idosos apresentam: 1. diminuição na produção de suco gástrico e da motilidade intestinal - tem como consequência maior tempo de absorção, portanto, maior facilidade de intoxicação; 2. metabolismo hepático diminuído - causa um aumento prolongado da ação do medicamento; 3. capacidade de filtração renal diminuída - gerando também maior circulação da medicação no organismo e causando maior risco de intoxicação.

Vamos recapitular?

Foram descritos, neste capítulo, conceitos sobre medicamentos, farmácias e drogarias, produtos e formas farmacêuticas, ação dos medicamentos, vias de administração e cuidados na administração de medicamentos. Também discutimos sobre a receita médica, indispensável para a compra desses produtos e apresentamos as principais classes medicamentosas, bem como suas ações e interações, além de alguns cuidados com idosos e crianças.

Agora é com você!

1) Mariana perdeu o emprego recentemente e está muito preocupada, pois um dos seus grandes gastos é a compra de medicamentos para seus pais idosos. Ela compreende a importância de não interromper o tratamento, mas não vê alternativa que não seja deixar de comprar alguns dos medicamentos. Que alternativas você poderia sugerir para a Mariana?

2) Seu Antônio comentou com sua vizinha que está com uma "tossinha chata" há 3 dias, sente a garganta raspando e tem a sensação de que o catarro não está sendo expectorado. A vizinha, muito gentil, sugere que seu Antônio tome um antitussígeno para amenizar a tosse e um expectorante para que ele elimine o catarro. Diante do que você aprendeu neste capítulo, a associação dessas duas medicações é adequada? Justifique.

3) Miriam notou, com preocupação, que sua menstruação está atrasada há 20 dias; assim, ela procurou o serviço de saúde. A moça faz uso contínuo de contraceptivo oral e, recentemente, também vem utilizando antibióticos para combater uma infecção urinária.

   a) Você considera que existe a possibilidade de Miriam estar grávida? Justifique.

   b) Qual é o princípio farmacológico que justifica tal efeito?

4) Leia a manchete divulgada no mês de agosto de 2013 pelo Portal G1:

   "Letra ilegível em receita médica pode gerar punição; saiba como funciona".

   "Medida é uma forma de reduzir dificuldades aos pacientes. Denúncias no RS podem ser feitas pelo site do Cremers".

   (Disponível em: <http://g1.globo.com/rs/rio-grande-do-sul/noticia/2013/07/letra-ilegivel-em-receita-medica-por-gerar-punicao-saiba-como-funciona.html>. Acesso em: 9 jan. 2014.)

Diante do exposto neste capítulo, quais as principais legislações que regulamentam as prescrições médicas? Descreva suas principais resoluções.

Bibliografia

AGÊNCIA NACIONAL DE VIGILÂNCIA SANITÁRIA. **Conceitos Técnicos**. Ministério da Saúde: Anvisa. Disponível em: <http://www.anvisa.gov.br/medicamentos/conceito.htm>. Acesso em: 20 dez. 2013.

AGÊNCIA NACIONAL DE VIGILÂNCIA SANITÁRIA. **Pós-Comercialização Pós-Uso/Farmacovigilância/Glossário.** Ministério da Saúde: Anvisa. Disponível em: <http://portal.anvisa.gov.br/wps/content/Anvisa+Portal/Anvisa/Pos+-+Comercializacao+-+Pos+-+Uso/Farmacovigilancia/Assunto+de+ Interesse/Glossario>. Acesso em: 20 dez. 2013.

AMERICAN CANCER SOCIETY (ACS). **Cancer Facts & Figures**, 2013. Atlanta: American Cancer Society, 2013. Disponível em: <http://www.cancer.org/acs/groups/content/@epidemiologysurveilance/documents/document/acspc-036845.pdf>. Acesso em: 15 dez. 2013.

AMERICAN DIABETES ASSOCIATION. **Standards of Medical Care in Diabetes - 2011**. Diabetes Care. 2011; 34(1): 11-61.

ARISTÓTELES. **Ética a Nicômaco**. 4. ed. Traduzido por Leonel Vallandro e Gerd Bornheim da versão inglesa de W. D. Ross. São Paulo: Nova Cultural; 1991. v. 2.

ASSOCIAÇÃO BRASILEIRA DE ASMÁTICOS. Asmáticos.org. Rio de Janeiro: Associação Brasileira de Asmáticos. Disponível em: <http://www.asmaticos.org.br/>. Acesso em: 16 dez. 2013.

ASSOCIAÇÃO BRASILEIRA PARA O ESTUDO DA OBESIDADE E DA SÍNDROME METABÓLICA. **Diretrizes brasileiras de Obesidade 2009/2010**. 3. ed. Itapevi: Abeso; 2009. Disponível em: <http://www.abeso.org.br/pdf/diretrizes_brasileiras_obesidade_2009_2010_1.pdf>. Acesso em: 20 dez. 2013.

BARROS, H. **Evolução do pensamento epidemiológico**: O Ser de uma Disciplina. Arq Med [periódico na Internet]. 2006 Jul; 20(4): 121-125. Disponível em: <http://www.scielo.gpeari.mctes.pt/scielo.php?script=sci_arttext&pid=S0871-34132006000300004&lng=pt>. Acesso em: 29 dez. 2013.

BELLUSCI, S. M. **Epidemiologia**. 6. ed. São Paulo: Senac, 2007.

BRANDÃO, C. R. **O que é educação**. São Paulo: Brasiliense, 2006.

BRASIL. Conselho Federal de Farmácia. **Resolução nº 357**, de 20 de abril de 2001. Ementa: Aprova o regulamento técnico das Boas Práticas de Farmácia; 2004. p. 34.

BRASIL. Conselho Nacional de Segurança Alimentar e Nutricional. **Recomendação do Consea nº 007/2013**. Brasília (DF): Conselho Nacional de Segurança Alimentar e Nutricional; 2 out. 2013. Disponível em: <http://www2.planalto.gov.br/consea/comunicacao/noticias/Recomendao_007_Rotulagem.pdf>. Acesso em: 20 dez. 2013.

_____. Instrução normativa nº 9 de 17 de agosto de 2009. Dispõe sobre a relação de produtos permitidos para dispensação e comercialização em farmácias e drogarias.

BRASIL. Lei nº 2.949, de 19 de abril de 2002. Determina sanções à prática de assédio moral. Diário Oficial da República Federativa do Brasil, Brasília (DF); 2002 abr 19; Seção 1:94.

_____. Lei nº 6.286, de 5 de dezembro de 2007. Institui o Programa Saúde na Escola (PSE), e dá outras providências. Diário Oficial da República Federativa do Brasil, Brasília (DF); 2007 Dez 6; Seção 1.

_____. Lei nº 9.787, de 10 de fevereiro de 1999. Dispõe sobre a vigilância sanitária, estabelece o medicamento genérico, dispõe sobre a utilização de nomes genéricos em produtos farmacêuticos e dá outras providências. Diário Oficial da República Federativa do Brasil, Brasília (DF): 1999 Fev 10; Seção 1:1.

_____. Ministério da Saúde. **Diabetes Mellitus**. Brasília: MS; 2006. 64 p. [Série A. Normas e Manuais Técnicos, 16].

_____. Ministério da Saúde. Diretrizes e recomendações para o cuidado integral de doenças crônicas não-transmissíveis: promoção, vigilância, prevenção e assistência. Brasília: MS, 2008.

_____. Ministério da Saúde. Divisão Nacional de Educação em Saúde. "Ação educativa: diretrizes". In: **Encontro de Experiências de Educação e Saúde**. Brasília: MS; 1981. p. 16 -33. [Educação e Saúde, 1].

_____. Ministério da Saúde. Portal do Governo Brasileiro. Brasília: Ministério da Saúde. Disponível em: <http://www.brasil.gov.br/saude/2012/05/ministerio-da-saude-vai-distribuir-remedio-gratis-para-asma>. Acesso em: 16 dez. 2013.

_____. Ministério da Saúde. **Programa Farmácia Popular do Brasil**: manual básico. Brasília: MS, 2005. 102p. [Série A. *Normas e Manuais Técnicos*]

_____. Ministério da Saúde. **Vigitel Brasil 2011**: vigilância de fatores de risco e proteção para doenças crônicas por inquérito telefônico - dados sobre diabetes. Brasília: MS, 2012. Disponível em: <http://portalsaude.saude.gov.br/portalsaude/arquivos/pdf/2012/Mai/09/Vigitel_2011_diabetes_final.pdf>. Acesso em: 9 dez. 2013.

_____. Ministério da Saúde. **Vigitel Brasil 2012**: vigilância de fatores de risco e proteção para doenças crônicas por inquérito telefônico. Brasília: MS; 2013. 136 p.

BRASIL. Presidência da República. Decreto nº 3181, de 23 de Setembro de 1999. Regulamenta a Lei nº 9.787, de 10 de fevereiro de 1999, que dispõe sobre a Vigilância Sanitária, estabelece o medicamento genérico, dispõe sobre a utilização de nomes genéricos em produtos farmacêuticos e dá outras providências. Diário Oficial da República Federativa do Brasil, Brasília (DF), 24 set. 1999.

_____. Presidência da República. Lei nº 5991, de 17 de Dezembro de 1973. Dispõe sobre o Controle Sanitário do Comércio de Drogas, Medicamentos, Insumos Farmacêuticos e Correlatos, e dá outras Providências. 1973.

BRAUN, C. A.; ANDERSON, C. M. Alterações na proliferação e na diferenciação celular. In: BRAUN C. A.; ANDERSON C. M. **Fisiopatologia: alterações funcionais na saúde humana**. Traduzido por VINAGRE A. S. Porto Alegre: Artmed, 2009. p. 180-95.

BRAUN, C. A.; ANDERSON, C. M. Alterações na ventilação e na difusão. In: BRAUN, C. A.; ANDERSON, C. M. **Fisiopatologia: alterações funcionais na saúde humana**. Traduzido por VINAGRE A. S. Porto Alegre: Artmed, 2009. p. 336-65.

BRAUN, C. A.; ANDERSON, C. M. Combinações de conceitos fisiopatológicos complexos: diabete melito. In: BRAUN, C. A.; ANDERSON, C. M. **Fisiopatologia: alterações funcionais na saúde humana**. Traduzido por VINAGRE A. S. Porto Alegre: Artmed, 2009. p. 484-501.

CENTRO DE VIGILÂNCIA EPIDEMIOLÓGICA. **Educação em saúde**. Planejando as Ações Educativas: teoria e prática. São Paulo, 2001.

CERQUEIRA, C. A.; GIVISIEZ, G. H. N. Conceitos básicos em demografia e dinâmica demográfica brasileira. In: RIOS-NETO, L. G.; RIANI, L. R. **Introdução à Demografia da Educação**. Campinas: Associação brasileira de estudos populacionais, 2004. p. 15-30. Disponível em: <http://www.abep.nepo.unicamp.br/docs/outraspub/demoedu/parte1cap2p45a70.pdf>. Acesso em: 20 dez. 2013.

COSTA, W. S. **Resgate da humanização no ambiente de trabalho**. Caderno de Pesquisas em Administração. 2002, 9(2): 13-23.

DEPARTMENT OF AGRICULTURE AND U. S. DEPARTMENT OF HEALTH AND HUMAN SERVICES. **Dietary Guidelines for Americans**. 7nd ed. Washington (DC): US; 2010. Disponível em: <http://www.cnpp.usda.gov/Publications/DietaryGuidelines/2010/PolicyDoc/PolicyDoc.pdf>. Acesso em: 20 dez. 2013.

DESTRUTI, A. B. C. B.; ARONE E. M.; PHILIPPI, M. L. S. **Cálculos e conceitos em farmacologia**. 12. ed. São Paulo: Senac, 2007.

DEVLIN, T. M. Estrutura da célula eucariótica. In: DEVLIN, T. M. **Manual de Bioquímica com correlações clínicas**. 6. ed. Traduzido por MICHELACCI, Y. São Paulo: Blucher, 2007. p. 1-73.

DEVLIN, T. M. Membranas biológicas: estrutura e transporte em membranas. In: DEVLIN, T. M. **Manual de Bioquímica com correlações clínicas**. 6. ed. Traduzido por MICHELACCI, Y. São Paulo: Blucher, 2007. p. 436-76.

DEVLIN, T. M. Princípios de Nutrição I: macronutrientes. In: CHANEY, S. G. **Manual de Bioquímica com correlações clínicas**. 6. ed. Traduzido por MICHELACCI, Y. São Paulo: Blucher, 2007. p. 1043-62.

DEVLIN, T. M. Princípios de Nutrição II: micronutrientes. In: CHANEY, S. G. **Manual de Bioquímica com correlações clínicas**. 6. ed. Traduzido por MICHELACCI, Y. São Paulo: Blucher, 2007. p. 1063-89.

DEVLIN, T. M. Proteínas I: composição e estrutura. In: DEVLIN, T. M. **Manual de bioquímica com correlações clínicas**. 6. ed. Traduzido por MICHELACCI, Y. São Paulo: Blucher, 2007. p.73-8.

DUNCAN, B. B.; SCHMIDT, M. A.; GIUGLIANI, E. R. J.; DUNCAN, M. S.; GIUGLIANI, C. Medicina ambulatorial: condutas de atenção primária baseadas em evidências. In: ARAÚJO, E.; MIYAKE, M. A. M. **Rinite**. 4. ed. Porto Alegre: Artmed, 2013. p.1633-41.

DUNCAN, B. B.; SCHMIDT, M. A.; GIUGLIANI, E. R. J.; DUNCAN, M. S.; GIUGLIANI, C. Medicina ambulatorial: condutas de atenção primária baseadas em evidências. In: FUCHS, S. C.; GAZZANA, M. B.; FISCHER, G. B. **Asma**. 4. ed. Porto Alegre: Artmed, 2013. p. 1001-22.

DUNCAN, B. B.; SCHMIDT, M. A.; GIUGLIANI, E. R. J.; DUNCAN, M. S.; GIUGLIANI, C. Medicina ambulatorial: condutas de atenção primária baseadas em evidências. In: LIMA, MRAAL, BERTON D. C., JUNIOR J. C. P. **Doença Pulmonar Obstrutiva Crônica**. 4. ed. Porto Alegre: Artmed; 2013. p. 1023-39.

ESCOLA NACIONAL DE SAÚDE PÚBLICA SERGIO AROUCA. **Paulo Freire, patrono da educação brasileira**. Fiocruz (Rio de Janeiro). Disponível em: <http://www6.ensp.fiocruz.br/radis/conteudo/paulo-freire-patrono-da-educacao-brasileira>. Acesso em: 20 dez. 2013. Acesso em: 20 dez. 2013.

ESCOLA POLITÉCNICA DE SAÚDE JOAQUIM VENÂNCIO. **Formação de pessoal de nível médio para a saúde: desafios e perspectivas**. Rio de Janeiro: Fiocruz, 1996. Disponível em: <http://books.scielo.org/id/dydn3/pdf/escola-9788575412671-06.pdf>. Acesso em: 30 dez. 2013.

FACULDADES BOM JESUS. Administração de Conflitos. In: NASCIMENTO, E. M.; EL SAYED, K. M. **Coleção gestão empresarial**. Curitiba: Associação Franciscana de Ensino Senhor Bom Jesus; 2002. 72p. [Coleção *gestão empresarial*, 5].

GADOTTI M. **História das ideias pedagógicas**. São Paulo: Ática, 1999.

GOLAN E. D.; Jr, A. H. T.; ARMSTRONG E. J.; ARMSTRONG, A. W. **Princípios de Farmacologia: a base fisiopatológica da farmacoterapia**. 2. ed. Traduzido por ARAÚJO, C. L. C.; VOEUX, P. L. Rio de Janeiro: Guanabara Koogan, 2009.

GUILHARDI H. J. **Alguns comentários sobre a maturidade pessoal**. Campinas (SP): Instituto de Terapia por Contingências de Reforçamento; 2012. Disponível em: <http://www.itcrcampinas.com.br/txt/maturidade.pdf>. Acesso em: 30 dez. 2013.

INSTITUTO NACIONAL DO CÂNCER. **Declaração Mundial do Câncer**. Rio de Janeiro: Inca. Disponível em: <http://www.inca.gov.br/inca/Arquivos/declaracao_mundial_cancer.pdf>. Acesso em: 15 dez. 2013.

INSTITUTO NACIONAL DO CÂNCER. **Inca e Ministério da Saúde apresentam estimativas de câncer para 2014**. Rio de Janeiro: Inca, Ministério da Saúde. Disponível em: <http://www2.inca.gov.br/wps/wcm/connect/agencianoticias/site/home/noticias/2013/inca_ministerio_saude_apresentam_estimativas_cancer_2014>. Acesso em: 20 dez. 2013.

JUNQUEIRA, L. C. U.; CARNEIRO, J. **Histologia básica**. Texto e Atlas. 12. ed. Rio de Janeiro: Guanabara Koogan, 2013.

KAWAMOTO, E. E. **Enfermagem comunitária**. São Paulo: EPU, 1995.

KURCGANT, P. **Administração em enfermagem**. São Paulo: EPU, 1991. 237 p.

LEITE, M. M. J.; PRADO, C.; PERES, H. H. C. **Educação em saúde: desafios para uma prática inovadora**. São Caetano do Sul: Difusão, 2010.

LESSA, Z. L. **Hanseníase e educação em saúde**: o confronto entre o conhecimento científico, empírico e teológico [dissertação]. São Paulo: Universidade de São Paulo, 1986.

LYRA, V. B. **O desenvolvimento moral humano:** perspectivas e contribuições da teoria de Lawrence Kohlberg. Contrapontos. 2007; 7(3): 601-13.

MACÊDO, I. I. **Ética e valores humanos**. Jundiaí (SP): Fundação Getúlio Vargas, 2003.

MAILHIOT, G. B. **Dinâmica e gênese dos grupos**. 3. ed. São Paulo: Livraria Duas Cidades, 1976.

MALTA, D. C.; CEZARIO, A. C.; MOURA, L.; MORAIS NETO, O. L.; SILVA Jr, J. B. **A construção da vigilância e prevenção das doenças crônicas não transmissíveis no contexto do Sistema Único de Saúde**. Epidemiol Serv Saúde, set. 2006; 15(3): 47-65. Disponível em: <http://scielo.iec.pa.gov.br/scielo.php?script=sci_arttext&pid=S1679-49742006000300006&lng=pt&nrm=iso. ISSN 1679-4974>. Acesso em: 9 dez. 2013.

MANCILHA-CARVALHO, J. J.; SOUSA e SILVA, N. A.; CARVALHO, J. V.; LIMA, J. A. C. **Pressão arterial em seis aldeias yanomami**. Arq. Bras. Cardiol. [Internet]. 1991; 56(6): Disponível em: <http:// www.arquivosonline.com.br/pesquisartigos/Pdfs/1991/V56N6/56060009.pdf>. Acesso em: 13 dez. 2013.

MARQUES, R. M.; MARTINS, R. B. **Violência doméstica contra a criança e o adolescente**: a realidade velada e desvelada no ambiente escolar. Curitiba: Juruá, 2010.

MENDES, E. V. **O cuidado das condições crônicas na atenção primária à saúde**: o imperativo da consolidação da estratégia da saúde da família. Brasília: OPAS, 2012. Disponível em: <http://bvsms.saude.gov.br/bvs/publicacoes/cuidado_condicoes_atencao_primaria_saude.pdf>. Acesso em: 9 dez. 2013.

MINISTÉRIO DA EDUCAÇÃO. Portal do Governo Brasileiro. Brasília: Ministério da Educação. Disponível em: <http://portal.mec.gov.br/index.php?option=com_content&view=article&id=14625&Itemid=913>. Acesso em: 20 dez. 2013.

MINISTÉRIO DA SAÚDE. Política Nacional de Alimentação e Nutrição. Brasília: Ministério da Saúde, 2012. 84 p. [Série B. *Textos Básicos de Saúde*].

MIRANDA, K. C. L.; BARROSO, M. G. T. **A contribuição de Paulo Freire à prática e educação crítica em Enfermagem**. Rev Latino-am Enfermagem, 2004; 12(4): 63 1-5.

MONTILLA, D. E. R. Noções básicas da epidemiologia. In: BORGES, A. P. A.; COIMBRA, A. M. C. (Orgs.). **Envelhecimento e Saúde da Pessoa Idosa**. Rio de Janeiro: Fiocruz/ENSP/EAD; 2008. p.135-148. Disponível em: <http://www5.ensp.fiocruz.br/biblioteca/dados/txt_690106550.pdf>. Acesso em: 20 dez. 2013.

MORITZ, R. D. **Fundamentos do mecanismo de ação de drogas**. Ministério da Saúde: Anvisa. Disponível em: <http://www.anvisa.gov.br/hotsite/genericos/profissionais/artigos/fundamentos_drogas.htm>. Acesso em: 20 dez. 2013.

MURPHY, S. L.; XU, J.; KOCHANEK, K. D. **Deaths: Final Data for 2010**. National Vital Statistics Reports. 2013; 61(4): 1-118.

NATIONAL TOXICOLOGY PROGRAM. **About the Report on Carcinogens**. USA: National Institutes of Health, Department of Health and Human Services. Disponível em: <http://ntp.niehs.nih.gov/?objectid=03C9B512-ACF8-C1F3-ADBA53CAE848F635>. Acesso em: 20 dez. 2013.

ORGANIZACIÓN MUNDIAL DE LA SALUD. **Epidemiologia: guia de metodos de enseñanza**. Washington (DC): OMS, 1973.

_____. **Estadísticas sanitarias mundiales**. Genebra: OMS; 2012. Disponível em: <http://apps.who.int/iris/bitstream/10665/44858/1/9789243564449_spa.pdf>. Acesso em: 10 dez. 2013.

PAN AMERICANA HEALTH ORGANIZATION. Brasília: Organização Pan-Americana, 2010. Disponível em: <http://www.paho.org/bra./index.php?option=com_content&view=article&id=581&catid=901:bra-03-a-doencas-nao-transmissiveis&Itemid=539>. Acesso em: 16 dez. 2013.

PATI, C. **9 obstáculos que impedem o sucesso na carreira em TI.** Exame (São Paulo), 2013; Dez 10: [cerca de 3p.]. Disponível em: <http://exame.abril.com.br/carreira/noticias/9-obstaculos-que-impendem-o-sucesso-na-carreira-em-ti>. Acesso em: 13 dez. 2013.

PEREIRA, S. D. **Conceitos e Definições em Epidemiologia importantes para Vigilância Sanitária**. São Paulo: CVE, 2007.

PILETTI, N. R. **Psicologia Educacional**. 9. ed. São Paulo: Ática, 1991.

PINEDO, V. **Ética e valores nas empresas**: em direção às corporações éticas. São Paulo: Instituto Ethos de Empresas e Responsabilidade Social, 2003.

POLÍTICA NACIONAL DE ALIMENTAÇÃO E NUTRIÇÃO DO SETOR SAÚDE. Rev. Saúde Pública. 2000 fev. 34(1): 104-8. Disponível em: <http://www.scielo.br/scielo.php?script=sci_arttext&pid=S0034-89102000000100018&lng=en.<http://dx.doi.org/10.1590/S0034-89102000000100018>. Acesso em: 7 dez. 2013.

PORTH, C. M.; MATFIN, G. **Alterações no estado nutricional**. In: PLEUSS, J.; MATFIN, G. **Fisiopatologia**. 8. ed. Traduzido por VECCHI, A.; NARCISO, M. S.; JACOBSON, R. G. S. Rio de Janeiro: Guanabara Koogan, 2010. v. 2, p. 1004-15.

PORTH, C. M.; MATFIN, G. Características celulares e tissulares. In: CARROLL, E. W. **Fisiopatologia**. 8. ed. Traduzido por VECCHI, A.; NARCISO, M. S.; JACOBSON, R. G. S. Rio de Janeiro: Guanabara Koogan, 2010. v. 1, p. 60-95.

PORTH, C. M.; MATFIN, G. Distúrbios da regulação da pressão sanguínea. In: PORTH C. M. **Fisiopatologia**. 8. ed. Traduzido por VECCHI, A.; NARCISO, M. S.; JACOBSON, R. G. S. Rio de Janeiro: Guanabara Koogan, 2010. v. 1, p. 517-43.

PORTH, C. M.; MATFIN, G. Neoplasia. In: MERKLE, C. J. **Fisiopatologia**. 8. ed. Traduzido por VECCHI, A.; NARCISO, M. S.; JACOBSON, R. G. S. Rio de Janeiro: Guanabara Koogan, 2010. v. 1, p. 160-95.

PRIORE, M. O papel branco, a infância e os jesuítas na Colônia. In: PRIORI, M. **História da criança no Brasil**. 4. ed. São Paulo: Contexto, 1996. p. 13-4.

SAVASTANO, H. **Abordagem do binômio saúde-doença e do conceito de personalidade no ecossistema**: implicações em saúde pública. Rev. Saúde Pública. 1980 Mar; 14(1): 137-142. Disponível em: <http://www.scielosp.org/scielo.php?script=sci_arttext&pid=S0034-89101980000100011&lng=en. <http://dx.doi.org/10.1590/S0034-89101980000100011>. Acesso em: 29 dez. 2013.

SCHMIDT, M. I.; DUNCAN, B. B.; STEVENS, A.; LUFT, V.; ISER, B. P. M.; MOURA L.; MALTA D. C. **Doenças crônicas não transmissíveis no Brasil**: mortalidade, morbidade e fatores de risco. Brasília: MS; 2008. Disponível em: <http://portalsaude.saude.gov.br/portalsaude/arquivos/saudebrasil2009_parte1_cap4.pdf>. Acesso em: 9 dez. 2013.

SCLIAR, M. **História do conceito de saúde**. Rev. Saúde Coletiva. 2007; 17(1): 29-41.

SILVA, L. M. G.; BRASIL, V. V.; GUIMARÃES, H. C. Q. C. P.; SAVONITTI, B. H. R. A.; SILVA, M. J. P. **Comunicação não-verbal**: reflexões acerca da linguagem corporal. Rev latino-am enfermagem. 2000; 8(4): 52-8.

SILVA, M. J. P. **Comunicação tem remédio**: A comunicação nas relações interpessoais em saúde. 2. ed. São Paulo: Gente, 1996.

SOCIEDADE BRASILEIRA DE CARDIOLOGIA. **VI Diretrizes Brasileiras de Hipertensão**. Rev Bras Hipertens. 2010; 17(1): [cerca de 65 p.]. Disponível emAvailable from: <http://www.anad.org.br/profissionais/images/VI_Diretrizes_Bras_Hipertens_RDHA_6485.pdf>. Acesso em: 10 dez. 2013.

_____ . Departamento de Hipertensão Arterial. **Eu sou 12 por 8**. Sociedade Brasileira de Cardiologia. Disponível em: <http://www.eusou12por8.com.br/2013/>. Acesso em: 11 dez. 2013.

SOCIEDADE BRASILEIRA DE DIABETES. **Manual de Nutrição**. 1. ed. São Paulo: SBD; 2006. Disponível em: <http://www.diabetes.org.br/attachments/550_Manual_Nutricao_profissional1.pdf>. Acesso em: 20 dez. 2013.

SOCIEDADE BRASILEIRA DE HIPERTENSÃO. I Diretriz Brasileira de Diagnóstico e Tratamento da Síndrome Metabólica. **Rev. Soc. Bras. Hipert**, 2004; 7(4): 123-59.

SOCIEDADE BRASILEIRA DE NUTRIÇÃO PARENTERAL E ENTERAL. Associação Brasileira de Nutrologia. **Triagem e avaliação do estado nutricional**. Associação Médica Brasileira e Conselho Federal de Medicina; 2011. 16p.

SPENCE, A. P. Sistema circulatório: o coração. In: SPENCE, A. P. **Anatomia humana básica**. 2. ed. Traduzido por LIBERTI, E. D. Barueri: Manole, 1991. p. 290-307.

SPENCE, A. P. Sistema digestivo. In: SPENCE, A. P. **Anatomia humana básica**. 2. ed. Traduzido por LIBERTI, E. D. Barueri: Manole, 1991. p. 538-71.

STEFANELLI, M. C.; CARVALHO, E. C.; ARANTES, E. C. Comunicação e enfermagem. In: STEFANELLI, M. C.; CARVALHO, E. C. **A comunicação nos diferentes contextos da enfermagem**. Barueri, SP: Manole, 2005.

TAFURI, S. **Yanomami**. In: Fundação Nacional do Índio. Brasil: Funai. Disponível em: <http://portal.mj.gov.br/sde/data/Pages/MJA63EBC0EITEMIDC2D8A964399D46C5BC4792027C14F73APTBRNN.htm>. Acesso em: 3 dez. 2013.

VANNUCCHI, H.; UNAMUNO, M. R. L.; MARCHINI, J. S. **Avaliação do estado nutricional**. Medicina, Ribeirão Preto, 1996; 29:5-18.

WEISSMANN, G. Crystals, lysossomes, and gout. **Adv Intern Med**. 1974; 19: 239-57.

WORLD HEALTH ORGANIZACION. Geneva: World Health Organizacion, 2011. Disponível em: <http://www.who.int/respiratory/en/index.html>. Acesso em: 17 dez. 2013.

WORLD CANCER RESEARCH FUND INTERNATIONAL. **Cancer statistics**: data for cancer frequency by country. London: WCRF International. Disponível em: <http://www.wcrf.org/cancer_statistics/cancer_frequency.php>. Acesso em: 15 dez. 2013.

_____ . **Cancer statistics**: Worldwide. London: WCRF International. Disponível em: <http://www.wcrf.org/cancer_statistics/world_cancer_statistics.php>. Acesso em: 15 dec. 2013.

WORLD HEALTH ORGANIZATION. **Diet, nutrition and the prevention of chronic diseases**. Geneva: WHO; 2002. 160p. [WHO Technical Report Series, 916].

_____ . **Global health risks**: mortality and burden of disease attributable to selected major risks. Geneva: WHO; 2009. Disponível em: <http://www.who.int/healthinfo/global_burden_disease/GlobalHealthRisks_report_full.pdf>. Acesso em: 10 dez. 2013.

_____ . **Obesity**: preventing and managing the global epidemic. Report of a World Health Organization Consultation. Geneva: World Health Organization; 2000. 256 p. [Obesity Technical Report Series, 284].